TRAVAIL DU LABORATOIRE D'HYGIÈNE DE LYON

LES
Sérums hémolytiques

INJECTIONS DE SÉRUM HÉMOLYTIQUE
DANS LES ANÉMIES

PAR

Charles ANDRÉ
Ex-interne des hôpitaux de Lyon

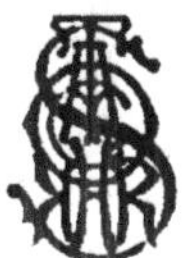

A. STORCK & Cᵉ, Imprimeurs-Éditeurs, LYON
PARIS, 16, rue de Condé, près l'Odéon

1903

TRAVAIL DU LABORATOIRE D'HYGIÈNE DE LYON

LES
Sérums hémolytiques

INJECTIONS DE SÉRUM HÉMOLYTIQUE
DANS LES ANÉMIES

PAR

Charles ANDRÉ
Ex-interne des hôpitaux de Lyon

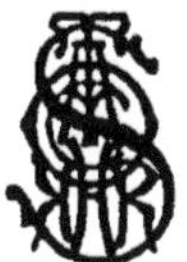

A. STORCK & Cⁱᵉ, IMPRIMEURS-ÉDITEURS, LYON
PARIS, 16, rue de Condé, près l'Odéon

—

1903

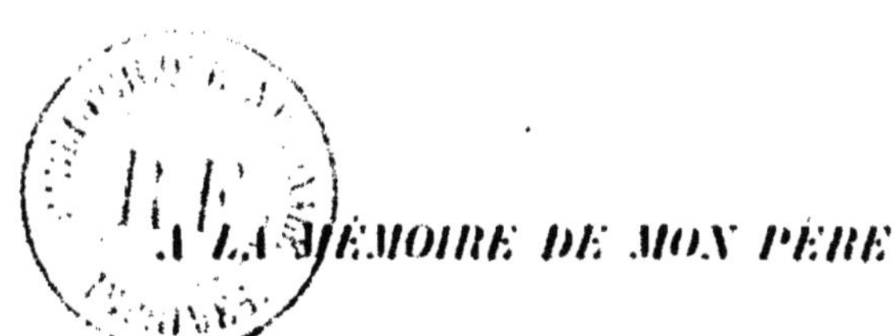

A LA MÉMOIRE DE MON PÈRE

A MA MÈRE

Au terme de nos années d'internat, nous nous faisons un devoir d'exprimer notre vive reconnaissance à tous ceux qui ont contribué à notre éducation médicale, et ont été pour nous des maîtres dévoués à la Faculté ou dans les Hôpitaux.

M. le professeur Tripier a bien voulu nous permettre de travailler depuis deux ans dans son laboratoire : nous l'en remercions vivement ; M. le professeur agrégé Pariot nous a prodigué ses conseils avec une extrême obligeance, au laboratoire d'anatomie pathologique ; qu'il veuille bien agréer l'expression de notre dévouement. M. le professeur Cornil a été notre maître à un double titre, à l'Hôpital et à la Faculté ; c'est lui qui nous a inspiré ce travail et qui a bien voulu nous prodiguer ses encouragements. Nous sommes heureux de pouvoir lui en témoigner ici toute notre reconnaissance.

Nous remercions tous nos maîtres dans les Hôpitaux des marques d'intérêt qu'ils nous ont accordées.

Nous gardons le souvenir le meilleur des semestres trop courts passés auprès d'eux, et nous ne pourrons oublier que c'est à eux que nous sommes redevables du meilleur de ce que nous avons appris.

C. André.

EXTERNAT

M. le professeur Augagneur.

M. le professeur agrégé Noré-Josserand, chirurgien des hôpitaux.

M. le professeur Bard.

M. le docteur E. Josserand, médecin des hôpitaux.

INTERNAT PROVISOIRE

M. le professeur Gayet.

M. le docteur Gangolphe, chirurgien des hôpitaux.

M. le docteur Devic, médecin des hôpitaux.

M. le docteur Roque, médecin des hôpitaux.

M. le docteur Audry, médecin des hôpitaux.

INTERNAT

M. le docteur Chappet, médecin des hôpitaux.

M. le professeur agrégé Collet, médecin des hôpitaux.

M. le professeur agrégé Paviot, médecin des hôpitaux.

M. le docteur Mollard, médecin des hôpitaux.

M. le professeur Courmont, médecin des hôpitaux.

M. le professeur Bondet.

M. le docteur E. Josserand, médecin des hôpitaux.

Quelques faits rapportés par Metchnikoff et Besredka, puis plus récemment par Bielonovsky, sont les seuls travaux publiés sur les effets des injections à l'homme des sérums hémolytiques. Il nous a paru intéressant de chercher à vérifier les résultats obtenus par ces auteurs. Sur les conseils de notre maître, le professeur J. Courmont, nous avons entrepris quelques recherches dans ce sens.

Ce sont ces quelques expériences que nous relatons ici, bien que trop peu nombreuses à notre gré et par plusieurs côtés incomplètes.

Nous ne voulons pas reprendre dans ce travail l'exposé des phénomènes d'hémolyse ; du reste on trouvera cet exposé dans la thèse de Pagniez ou dans celle de notre collègue et ami Montagard.

Nous résumerons cependant en quelques pages les résultats acquis qui servent de base aux expériences sur les sérums hémolytiques.

Dans ce court exposé, nous n'avons pas la prétention d'être complet ; nous avons cherché seulement à donner une idée aussi claire que possible des travaux publiés sur ce sujet et des discussions auxquelles ces travaux ont donné lieu.

Ce sera l'objet d'un premier chapitre.

Dans un second chapitre nous exposerons les résultats obtenus par les auteurs qui ont injecté du sérum hémolytique aux animaux.

Dans un troisième chapitre nous rapporterons les expériences sur l'homme de Metchnikoff et Besredka, et celles de Bielonovsky.

Enfin, nous transcrirons nos propres observations.

CHAPITRE PREMIER

Étude des sérums hémolytiques.

———

A. — PROPRIÉTÉ DES SÉRUMS HÉMOLYTIQUES

On sait depuis longtemps déjà que les globules rouges d'un animal mélangés avec du sérum d'un animal d'autre nature ne tardent pas à s'altérer ; leur hémoglobine diffuse dans le sérum, les globules sont bientôt réduits à l'état de stromas incolores, et déformés. On dit qu'ils sont hémolysés.

Landois, Ponfick, Panum, Hayem, avaient déjà signalé ces faits à propos de la transfusion du sang. Nous trouvons citée dans la thèse de Montagard l'expérience suivante du professeur Renaut : « Si nous injectons dans le sang d'une grenouille quelques c.c. de sang défibriné du cochon d'Inde, au bout de trois ou quatre heures les globules rouges du mammifère sont en majeure partie décolorés, c'est-à-dire dépouillés de leur hémoglobine, et les globules elliptiques du batracien sont notablement altérés, semés de vacuoles. »

Büchner reprit ces expériences et il montra que lorsqu'on mélange *in vitro* des globules rouges d'un animal au sérum d'un autre animal d'espèce éloignée, les globules rouges sont hémolysés. Mais si on a au préalable chauffé le sérum jusqu'à 55° il n'y a pas d'hémolyse, les globules rouges se conservent intacts.

Dans cette expérience, la destruction des globules rouges, l'hémolyse, était donc due à une substance contenue dans le sérum, substance qui est détruite par le chauffage à 55°.

Cette substance hémolytique, cette hémolysine, qui existe ainsi dans le sérum des animaux normaux, du lapin, par exemple, agit indifféremment sur les globules rouges de toutes les espèces animales. A la vérité son action hémolysante est d'autant plus efficace qu'il s'agit de globules rouges d'une espèce animale plus éloignée, mais il n'y a là aucune spécificité d'action.

Büchner a désigné sous le nom d'alexine hémolysante cette substance hémolytique contenue dans les sérums normaux. Il l'a appelée ainsi par homologie avec l'alexine bactériolytique qui est contenue elle aussi dans le sérum des animaux neufs, et qui comme l'alexine hémolysante se détruit à 55°. Cette étroite analogie entre les phénomènes de bactériolyse et les phénomènes d'hémolyse devait conduire à rechercher si on pouvait renforcer et préciser par la vaccination le pouvoir des sérums hémolytiques comme on renforce par la vaccination le pouvoir des sérums bactériolytiques.

Un premier pas dans cette voie fut réalisé par Belfanti et Carbone, mais ce sont les travaux de Bordet qui ont fixé les conditions de production et le mécanisme du phénomène.

Belfanti et Carbone injectaient du sang de lapin à des chevaux et à des chiens. Ils virent que le sérum de ces animaux était devenu très toxique pour le lapin ; quelques c.c. de ce sérum tuaient le lapin. Mais Belfanti et Carbone ne comprirent pas la nature particulière de ce pouvoir toxique.

Bordet (1898) recommença ces expériences. Il injecta aux cobayes du sang de lapin ; après ces injections, le sérum de cobaye était devenu très toxique pour le lapin, au point que 2 c.c. de ce sérum suffisaient à tuer un lapin.

Bordet montra que cette toxicité était due aux propriétés hémolytiques qu'avait acquis le sérum de cobaye sous l'influence des injections de lapin. *In vitro* en effet ce sérum de cobaye dissout rapidement les hématies du lapin. L'injection de ce sérum de cobaye préparé produisait une destruction globulaire intense. A l'autopsie du lapin on trouve de volumineux caillots dans le cœur et les gros vaisseaux, caillots baignant dans un sérum coloré en rouge, dans un sérum laqué. Dans les reins, les muscles, dans le psoas principalement, on trouve de nombreuses suffusions hémorragiques.

C'est à cette destruction globulaire intense qu'est due la mort.

L'immunisation artificielle, conclut Bordet, a donc rendu beaucoup plus intenses les manifestations hémolytiques que présente déjà le sérum des animaux neufs. On a donc exalté, en soumettant les animaux à une véritable vaccination contre les globules rouges, la propriété hémolysante que présente déjà le sérum neuf.

En même temps que le pouvoir hémolytique du sérum a été renforcé, ce pouvoir hémolytique est devenu spécifique pour l'espèce animale qui a fourni le sérum injecté.

Ainsi dans l'expérience précédente, le sérum du cobaye

auquel on a injecté du sang de lapin, est devenu hémolytique pour le sang de lapin seulement.

Ces recherches de Bordet ont été confirmées dans leurs grandes lignes par de nombreux auteurs et sur des animaux très divers.

Dungern a pu préparer des sérums hémolytiques spécifiques avec le cobaye, le pigeon et la poule ; Landsteiner avec le lapin et le cobaye, avec le chien et le cheval ; Metchnikoff avec le cobaye et l'oie; Nolf avec le cobaye et le cheval; Müller avec le canard et le lapin ; London enfin, avec le lapin, la grenouille, le pigeon, la poule, le cheval, le chien et le chat.

Il est à remarquer que lorsqu'on s'adresse à des animaux dont les globules rouges sont nucléés, comme par exemple les oiseaux ou les reptiles, les sérums hémolytiques ne détruisent que la partie extra-nucléaire du globule rouge. Contrairement à ce qu'avait annoncé Krompecher, Landau a vu que le noyau restait intact.

Ces recherches prouvent donc à l'évidence que tout animal injecté avec le sang d'une espèce animale donnée fournit une hémolysine spécifique contre les globules rouges de cette espèce animale.

Cette spécificité est-elle absolue ? Non, le pouvoir hémolytique s'exerce aussi sur les globules rouges d'espèces très voisines. Ainsi le sérum « antilapin » agglutine légèrement les globules rouges du rat (Bordet) et le sérum « antigrenouille » hémolyse quelque peu les globules du crapaud, du triton et de la salamandre. Mais dans ces cas l'hémolyse est toujours peu marquée ; de plus, elle ne s'exerce en somme que sur un petit nombre d'espèces animales voisines. Ainsi ce sérum « antigrenouille » qui hémolyse légèrement les globules du crapaud est inactif vis-à-vis des globules de la tortue (Landau).

On a réussi à pousser plus loin encore la spécificité des sérums hémolysants.

Ehrlich et Morgenroth ont réussi à préparer chez la chèvre une isolysine. c'est-à-dire un sérum hémolysant pour des animaux de même espèce. En injectant à neuf chèvres du sang laqué d'autres chèvres, ils ont obtenu dans huit cas un sérum hémolysant pour les globules rouges de la chèvre. Dans deux cas, il est vrai, ce sérum était très peu actif.

C'est là un fait intéressant à rapprocher de certains cas d'isolysines pathologiques, c'est-à-dire le cas où le sérum d'un malade devient hémolytique pour les globules rouges d'un homme sain.

A rapprocher encore de ce fait les cas où les humeurs de l'organisme deviennent autohémolysantes, c'est-à-dire détruisent les globules rouges du porteur (Ascoli, Bard, Milian, Eisenberg).

Notons d'autre part qu'on a pu à l'aide des sérums hémolytiques préparer une antihémolysine, comme avec les sérums bactériolytiques on peut préparer une antibactériolysine. Bordet, en injectant de petites doses plusieurs fois répétées d'hémolysine à un lapin a montré que le sang de ce lapin devient antihémolytique.

L'organisme s'est donc vacciné contre la toxine hémolytique ; il a fabriqué une antitoxine comme dans les cas d'empoisonnement par les toxines végétales (abrine et ricine), ou microbiennes.

Besredka et Müller ont pu mettre en évidence dans le sérum d'homme ou d'animal normal et bien portant de petites quantités d'antihémolysine, d'une antihémolysine naturelle.

En résumant tous les faits précédents, nous voyons que par l'immunisation (injection de sang) le sérum hémolytique a acquis des propriétés bien différentes de celles des animaux neufs.

Ce sérum contient une substance nouvelle qui a apparu lors de l'immunisation, qui est spécifique et qui, comme nous le verrons plus loin, résiste au chauffage à 55°.

Par là elle est l'analogue des substances sensibilisatrices étudiées en bactériologie.

B. — ALEXINE ET SENSIBILISATRICE

Bordet a montré que l'hémolysine des sérums hémolytiques était en réalité composée de deux substances : l'alexine et la sensibilisatrice (1).

Il a pu séparer ces deux substances en chauffant le sérum hémolytique à 55°. Le chauffage détruit l'alexine et respecte la sensibilisatrice. Il a pu ainsi étudier séparément les propriétés de chacune d'elles.

En chauffant à 55° du sérum de cobaye rendu hémolytique pour le lapin, on rend ce sérum inactif. Les globules rouges de lapin ne s'y dissolvent plus, ne s'y hémolysent plus.

---

(1) Dans ce rapide exposé, nous nous servirons toujours des termes d'alexine et de sensibilisatrice et cela pour ne pas égarer le lecteur au milieu des nombreux synonymes qui leur ont été donnés.

Rappelons cependant quelques-uns de ces synonymes :

Alexine (Buchner, Bordet); addiment et complément (Ehrlich): cytase (Metchnikoff).

Sensibilisatrice (Bordet); Immünkorper et Zwichenkorper, anticorps et ambocepteur (Ehrlich); fixateur (Metchnikoff); desmon (London); philocytase (Sawtchenko).

Pourquoi ? Parce que dans ce sérum on a détruit l'alexine par le chauffage.

La sensibilisatrice, elle, persiste. En effet, ajoutons au mélange précédent une petite quantité d'un sérum quelconque d'un animal neuf (rat, chèvre, chien et même lapin) ; les globules rouges du lapin s'hémolysent rapidement.

Cependant par eux-mêmes ces sérums neufs ne renferment qu'une alexine banale et peu active, mais la sensibilisatrice spécifique l'a activée en la fixant sur les globules rouges.

Il suit de là qu'on doit pouvoir, dans un sérum hémolytique, remplacer l'alexine de ce sérum par une autre alexine quelconque.

Ce fait a été en effet vérifié bien des fois. Bordet a montré qu'on peut substituer dans un sérum de cobaye « anti-lapin », les alexines du lapin à celles du cobaye, Büchner, les alexines du chien à celles du cobaye, Ehrlich et Morgenroth, les alexines de la chèvre à celles d'animaux très divers ; enfin, Gousseff a pu substituer les alexines du sérum humain à celles de la chèvre.

Le chauffage à 55° n'est pas le seul moyen de séparer ces deux substances, alexine et sensibilisatrice. Ehrlich et Morgenroth ont montré qu'à 0° l'alexine est inactivée. En mélangeant à 0° des globules rouges de lapin avec du sérum hémolytique, les globules rouges ne sont pas détruits. Mais ces globules rouges ont fixé la sensibilisatrice, car si on les porte dans un sérum neuf quelconque, ils s'hémolysent rapidement grâce aux alexines banales de ce sérum.

La dialyse (Ehrlich et Morgenroth), l'addition successive d'une petite quantité d'acide et d'alcali (London) permettent, comme le chauffage, de séparer dans l'action complexe d'un sérum hémolytique ce qui appartient à la sensibilisatrice et ce qui appartient à l'alexine.

C. — MODE D'ACTION DE L'HÉMOLYSINE

Il nous reste maintenant à voir comment la substance hémolytique, l'hémolysine, se fixe sur le globule rouge et comment elle y provoque la diffusion de l'hémoglobine en dehors du stroma globulaire.

Bordet a établi que la sensibilisatrice se fixe non sur l'hémoglobine, mais sur le stroma du globule. Cette fixation est très tenace, puisqu'elle résiste au froid, au chauffage à 55° et au lavage à l'eau des globules rouges.

Mais les auteurs diffèrent d'avis sur la nature de cette union entre le globule rouge et la sensibilisatrice. Ehrlich et Morgenroth, Métalnikoff pensent qu'il s'agit d'une véritable combinaison chimique en proportions définies entre la sensibilisatrice et le globule rouge.

Bordet, au contraire, croit que le globule rouge absorbe en quantité variable, sans fixité dans les proportions, la sensibilisatrice et l'alexine.

Il s'appuie sur l'expérience suivante :

Mettons dans deux tubes à essai une même quantité (1 c.c.) de sérum hémolytique capable de dissoudre 0,5 de sang.

Dans le premier tube à essai, nous ajoutons le sang non pas en une seule fois, mais par doses de 0,1 seulement. Aux premières doses, le sang se dissout rapidement, mais aux quatrième et cinquième doses, les globules rouges restent intacts ; il n'y a plus hémolyse.

Cependant la quantité de sérum était bien suffisante pour hémolyser 0,5 de sang ; en effet, dans le second tube à essai ajoutons cette quantité de sang 0,5, en une seule fois : l'hémolyse est complète au bout de quelque temps.

Il faut donc admettre que dans le premier tube à essai, lorsqu'on ajoutait le sang par petites doses successives, les globules rouges des premières doses s'étaient emparés d'une quantité d'hémoglobine plus grande que celle qui leur était nécessaire.

La fixation de l'hémolysine par les globules rouges, conclut Bordet, ne se fait donc pas en proportions définies, elle n'obéit pas aux lois des combinaisons chimiques ; c'est un phénomène d'imprégnation purement physique : l'hémolysine pénètre le stroma du globule comme une couleur imprègne une étoffe. Dans cette fixation de l'hémolysine sur le globule rouge, c'est la sensibilisatrice, nous l'avons vu, qui s'unit le plus intimement au globule, et c'est elle qui à son tour fixe l'alexine sur ce globule.

Dans la célèbre théorie des chaînes latérales d'Ehrlich, la sensibilisatrice jouerait le rôle d'ambocepteur fixant les alexines (*Immünkorper*) sur le stroma globulaire.

Bordet compare cete double fixation à un phénomène de teinture. La sensibilisatrice jouerait le rôle d'un mordant : elle accroîtrait le coefficient d'absorption du globule rouge pour l'alexine comme un mordant accroît les capacités d'absorption d'une étoffe pour la couleur.

Reste à savoir enfin comment l'alexine, ainsi fixée sur le globule rouge grâce à la sensibilisatrice va produire l'hémolyse, c'est-à-dire la diffusion de l'hémoglobine hors du globule.

C'est là une question encore très obscure. Nolf donne cependant une explication basée sur les principes de l'osmose à travers les membranes semi-perméables.

Pour Nolf, l'alexine — comme d'ailleurs les agents chimiques (glycérine, sels d'ammoniaque), — agirait en augmentant l'affinité de l'enveloppe du stroma globulaire pour l'eau. « Cette hydratation excessive amène une transformation des conditions de perméabilité de l'hématie qui permet la diffusion de l'hémoglobine au dehors. »

Tout ce que nous venons d'exposer concerne les phénomènes d'hémolyse observés *in vitro*. Sawtchenko a fait quelques recherches sur le mécanisme de l'hémolyse observée *in vivo*.

Il conclut que lorsqu'on injecte du sang dans le péritoine d'un animal, la sensibilisatrice joue le rôle de substance chimio-tactique et attire les phagocytes sur les globules rouges.

Sawtchenko injecte du sang de cobaye normal dans le péritoine d'un autre cobaye. La résorption de l'hématome ainsi formé est très lente. Si au contraire on injecte dans le péritoine de cobaye du sang de cobaye qui a été imprégné de sensibilisatrice, la phagocytose est très active et le sang rapidement résorbé.

D. — Origine de la sensibilisatrice

La sensibilisatrice hémolytique n'est pas, nous l'avons vu, une substance préformée dans le sérum normal. Elle n'y apparaît que sous l'influence des injections de sang.

Quelle est, des différents composants du sang, celui dont l'injection provoque la formation de la sensibilisatrice hémolytique ?

Nolf, pour résoudre la question, injecte séparément au lapin du plasma sanguin dépourvu de globules, des stromas globulaires privés de leur hémoglobine par le lavage à l'eau distillée, et enfin cette eau de lavage chargée d'hémoglobine.

Il arrive à cette conclusion que l'injection du plasma fait apparaître dans le sérum du lapin le pouvoir précipitant, celle des stromas globulaires le pouvoir agglutinant, celle enfin de l'hémoglobine fait seule apparaître le pouvoir hémolysant. C'est donc à l'injection d'hémoglobine qu'est due l'apparition de la sensibilisatrice hémolytique.

Ruffer et Crendiropoulo ont récemment prétendu qu'on provoquait l'apparition d'une hémolysine pour les globules de l'homme en injectant au lapin de l'urine d'homme sain.

Mais la spécificité de l'hémolysine ainsi obtenue étant très relative, ils convinrent de faire des réserves sur la possibilité de provoquer par des injections d'urine la formation d'une sensibilisatrice spécifique.

E. — ORIGINE DE L'ALEXINE (1)

L'alexine hémolysante est une substance normale, préformée dans le sérum des animaux neufs. « L'animal soumis à l'immunisation, dit Bordet, ne change rien à la matière cytolytique (alexine, cytase) qu'il présentait avant toute intervention. »

Emmerich et Tsuboï ont voulu identifier l'alexine avec la

(1) A consulter sur ce sujet le rapport de Bordet au Congrès d'hygiène de Bruxelles (1903).

sérine, Kossel et Vaughan avec la nucléine, Kyess et Sachs pensent que le rôle dissolvant des hématies revient aux acides gras. En réalité, l'alexine paraît être un ferment soluble, de même nature par exemple que les ferments protéolytiques (Levaditi) ; comme tel, il est probablement le résultat d'une sécrétion leucocytaire, ainsi qu'il ressort d'ailleurs de recherches de Denys.

Pour l'alexine hémolysante se pose le même problème, si débattu, que pour l'alexine bactéricide : l'alexine, après sa sécrétion par le globule blanc, circule-t-elle à l'état libre dans le sérum sanguin comme le soutiennent, après Büchner, les partisans de la théorie humorale ? Ou bien, l'alexine reste-t-elle inclue dans les leucocytes dont elle ne représente qu'un des modes d'action, qu'un des ferments digestifs ? C'est la théorie de Metchnikoff et de ses élèves.

« Les deux parties constituantes des cytotoxines, dit Metchnikoff, restent liées aux phagocytes et représentent les ferments de la digestion intracellulaire... Les alexines sont contenues dans l'intérieur de ces cellules et ne s'en échappent que lorsqu'il se produit une avarie des phagocytes ou phagolyse... La sensibilisatrice, au contraire, peut être excrétée par les phagocytes et se retrouver dans le plasma du sang circulant et des exsudats. »

Il doit en être, dit Metchnikoff, de l'alexine hémolytique comme de l'alexine bactériolytique. Or, pour celle-ci, Gengou a démontré qu'elle ne se trouvait pas dans le sang circulant. Le plasma obtenu par centrifugation immédiate du sang dans des tubes paraffinés est à peu près dépourvu de propriétés bactéricides.

Au reste, prétend Metchnikoff, il suffit pour se rendre compte du bien fondé de cette théorie d'observer ce qui se passe dans les expériences d'hémolyse *in vivo*. Les globules rouges introduits dans le péritoine d'un animal neuf ne sont pas dissous, hémolysés par le liquide péritonéal, mais ils sont englobés par les phagocytes et digérés ensuite par ceux-ci.

Lorsqu'on a introduit des globules rouges d'oie dans le péritoine d'un cobaye, on n'observe pas de dissolution des hématies par le suc péritonéal ; les globules rouges d'oie sont englobés par les mononucléaires et digérés par eux. Quelques jours après, ces mononucléaires disparaissent de la cavité abdominale ; on les retrouve dans les ganglions mésentériques, la rate, le foie, reconnaissables encore aux débris d'hématies qu'ils contiennent.

Les mononucléaires, après avoir digéré les globules rouges, rejettent dans les liquides ambiants leurs excreta digestifs et ceux-ci communiquent alors à ces liquides des propriétés sensibilisatrices. En un mot, il semble que Metchnikoff voie dans les excreta cellulaires des mononucléaires qui ont digéré les globules rouges, l'origine des substances sensibilisatrices hémolytiques.

Si dans les expériences *in vitro* le sérum d'un animal neuf se montre hémolytique pour les globules rouges d'un animal d'espèce éloignée, cela tient à ce que après la saignée qui a fourni le sérum, les phagocytes se sont altérés, et par « phagolyse», ont abandonné au sérum les alexines hémolytiques qui leur appartenaient en propre.

Cette théorie de Metchnikoff est passible de nombreuses objections ; elle explique mal, malgré qu'elle invoque la phagolyse, la présence d'alexines hémolysantes dans toutes les humeurs de l'organisme.

Nous ne voulons pas entrer dans le détail d'une discussion très touffue et qui ne touche qu'indirectement à notre sujet.

Mentionnons cependant les expériences récentes d'Edwin Sweet, favorables à la théorie humorale de Büchner. Edwin Sweet réussit à obtenir chez le lapin des exsudats pleuraux riches en mononucléaires (par injection d'une émulsion d'aleurone). Ces exsudats étaient dépourvus d'alexine hémolytique, alors que d'après la théorie de Metchnikoff, ils auraient dû en contenir, puisque l'alexine hémolytique est incluse d'après la théorie de Metchnikoff dans les mononucléaires (macrophages).

Edwin Sweet montre qu'au contraire des liquides dépourvus de globules blancs (par exemple le plasma du lapin obtenu avec les tubes paraffinés de Bordet-Gengou, ou le liquide de la chambre antérieure de l'œil) sont riches en alexine hémolytique. Il en conclut que celle-ci n'est pas contenue dans les globules blancs mais circule librement dans le plasma.

F. — PLURALITÉ DES ALEXINES

Nous avons déjà signalé, à plusieurs reprises, l'étroite analogie qui existe entre les phénomènes d'hémolyse et ceux de bactériolyse. Büchner et Bordet, se fondant sur ces analogies, pensent qu'il n'existe qu'une seule alexine à la fois bactériolytique et hémolytique.

Bordet invoque les raisons suivantes :

1° L'alexine hémolytique et l'alexine bactéricide ont la même origine. Ce sont des substances préformées dans le sang normal ; elles ont une même propriété ; elles se détruisent toutes deux par le chauffage à 55°.

2° Toutes deux sont répandues dans le sang et l'exsudat péritonéal, alors que toutes deux font défaut dans les liquides d'œdème.

3° Dans un même sérum, l'alexine bactériolytique est identique à l'alexine hémolytique. « En effet, l'alexine, dit Bordet, peut être fixée sur des vibrions choléiques à tel point qu'elle laisse intacts les globules rouges même sensibilisés. Si à un sérum neuf on ajoute des bactéries sensibilisées, celles-ci fixent toute l'alexine du sérum qui devient incapable d'hémolyser les globules rouges sensibilisés.

Cette dernière expérience de Bordet paraît démonstrative, mais elle a été attaquée par l'école d'Ehrlich (Neisser, Wechsberg). Ces auteurs prétendent qu'un sérum de lapin dont le pouvoir bactéricide a été saturé conserve encore son pouvoir hémolytique. Bordet maintient ses conclusions ; il n'y a qu'une alexine : les auteurs précités ont usé de microbes et d'hématies normales qui ne parviennent jamais à saturer complètement le pouvoir bactériolytique ou hémolytique d'un sérum. C'est là un tort ; en usant d'hématies et de microbes sensibilisés au préalable, on voit qu'il n'existe qu'une alexine à la fois bactériolytique et hémolytique.

Contrairement à Bordet, Metchnikoff soutient la théorie de la dualité des alexines ; il y a deux alexines, l'une hémolytique et l'autre bactériolytique. Ces deux alexines diffèrent, comme l'a montré Rémy, par leur résistance à l'action de la chaleur.

« Le sérum du rat, dit Rémy, est bactéricide grâce à une alexine qui résiste au chauffage à 55°. Cette alexine qui a subi le chauffage à 55° est encore bactéricide, mais elle n'est plus hémolytique : elle est incapable de réactiver les hémosérums. » Donc, l'alexine bactéricide des rats est différente de l'alexine hémolytique du sérum de cet animal.

« Ces deux alexines, dit Metchnikoff, diffèrent en outre par leur répartition dans l'organisme et leur mode de production. »

Gengou a démontré que l'alexine des sérums bactéricides est fournie par les polynucléaires ; l'alexine hémolytique serait au contraire fournie par les mononucléaires. Il y a aurait donc deux alexines, ou, suivant la terminologie de Metchnikoff, deux cytases différentes par leur origine, la macrocytase hémolytique et la microcytase bactériolytique. Tarassévitch a confirmé que la moelle osseuse, riche en polynucléaires, est à peu près dépourvue de propriétés hémolytiques.

Levaditi confirme les résultats de Metchnikoff et Tarassévitch. « Tandis que les mononucléaires des ganglions lymphatiques, par leurs propriétés autolytiques et l'alexine contenue dans ces ganglions apparaissent comme une source importante d'hémolysine, les polynucléaires, puisés dans l'exsudat péritonéal sont dépourvus de toute trace de propriétés hémolytiques appréciables *in vitro*. »

Ce dernier fait a été confirmé par Schattenfroh.

Ehrlich (et son école) soutient la doctrine de la pluralité des alexines. Non seulement l'alexine hémolytique est pour lui différente de l'alexine bactériolytique, mais même les alexines hémolytiques sont multiples.

Ehrlich se fonde sur l'expérience suivante : le sang de lapin (traité par le sang défibriné de bœuf) est capable de dissoudre les hématies du bœuf et de la chèvre.

Si l'on inactive le sérum de ce lapin en lui faisant dissoudre des globules rouges de bœuf et si l'on centrifuge, le liquide obtenu est sans action sur les globules rouges de la chèvre.

Si l'on fait l'expérience inverse et que l'on neutralise le sang de ce lapin avec du sang de chèvre, le liquide centrifugé dissout encore les hématies du bœuf.

Il existe dans ce même sérum une alexine hémolytique pour les globules de bœuf qui n'est pas identique à l'alexine hémolytique pour les globules de chèvre. On doit donc admettre la pluralité des alexines, conclut Ehrlich.

G. — SÉRUMS LEUCOLYTIQUES ET CYTOLYTIQUES

La découverte des sérums hémolytiques par vaccination des animaux contre les globules rouges devait éveiller l'idée de fabriquer des sérums actifs contre d'autres éléments cellulaires que les globules rouges.

On s'est empressé de tenter la fabrication des sérums « cytolytiques » les plus divers.

Le premier en date fut le sérum spermotoxique découvert par Landsteiner, puis étudié par Moxter, Metchnikoff, Metalnikoff, London, Weichardt. Peu après Düngern prépara sous le nom de trichotoxine une toxine artificielle qui immobilise les cils des cellules à cils vibratiles de la trachée (du bœuf). Metchnikoff (en injectant de l'émulsion de rate de rat au cobaye) ; puis Funck, Gladine et Besredka, ont obtenu des sérums leucotoxiques. Besredka injecte au cobaye une émulsion de *pancreas aselli*. Au bout de deux injections, il obtient un sérum fortement leucotoxique. Delezenne a étudié l'action de ce sérum sur la coagulation du sang. Ce sérum leucotoxique favorise la coagulation du sang de l'animal qui a servi à sa préparation, si l'on expérimente *in vitro* ; il entrave au contraire la coagulation si l'on opère *in vivo*, c'est-à-dire si l'on a injecté ce sérum dans une veine.

Le sérum leucotoxique est spécifique pour l'espèce animale qui a fourni les leucocytes injectés.

Cependant la spécificité des leucotoxines n'est pas absolue (ainsi, la leucotoxine du bœuf est faiblement active pour le lapin) (Besredka), et d'autre part le sérum leucotoxique détruit indifféremment toutes les espèces de leucocytes. Il n'a pas été possible d'obtenir un sérum leucotoxique spécifique contre les mononucléaires seulement ou seulement contre les polynucléaires.

Après ces premières recherches, on s'est mis de divers côtés à préparer les sérums cytolytiques les plus divers. Deustch et Delezenne auraient obtenu une hépatotoxine. Mais Schültze n'a pu réussir dans ses essais de sérum épatotoxique.

Delezenne a préparé aussi une névrotoxine ; Enriquez et Sicard n'ont pas pu y réussir.

Lindenmann, Nefedieff, auraient réussi à obtenir des sérums néphrotoxiques ; Schültze a échoué. Castaigne et Rathery, qui ont repris cette étude, ont conclu de leurs recherches qu'il n'était pas possible d'obtenir un véritable sérum néphrolytique spécifique.

Bigard et Bernard ont fabriqué un sérum surrénotoxique en injectant au canard des capsules surrénales de cobaye. Enfin, Carnot et Garnier ont tenté, sans grand succès, la préparation d'un sérum pancréatolytique.

On compte, on le voit, presque autant d'échecs que de succès dans la préparation de ces sérums anticellulaires, mais on peut prévoir cependant le moment où les perfectionnements d'une technique trop simpliste encore permettront d'obtenir les sérums cytolytiques les plus divers.

Nous avons vu que les sérums hémolytiques n'avaient pas seulement des propriétés lysinantes et agglutinantes, ils ont aussi des propriétés précipitantes spécifiques.

L'étude des « précipitines » spécifiques a été poursuivie et élargie par Bordet, Tschistowicht, Nolf, Dubois, Gengou, Leblanc, Linossier et Lemoine, Umber, Falloïse, Michaelis, Rostoski, Leclainche et Vallée, etc.

Ces auteurs ont démontré que les injections de sérum d'un animal injecté à un animal d'autre espèce provoque la formation de précipitines spécifiques. Ainsi si l'on injecte du sérum de cheval au lapin, le sérum de ce lapin acquiert le pouvoir de précipiter les albumines du sérum de cheval, et ce pouvoir est spécifique.

Ainsi le pouvoir lysinant, précipitant et agglutinant des humeurs représente un phénomène de réaction et de défense très général. « La réaction d'immunité que l'on observe chez l'animal après l'injection d'éléments non dangereux est identique à celle que l'animal peut manifester vis-à-vis des virus contre lesquels il a le plus grand intérêt à se défendre. » (Bordet.)

II. — UTILISATION DES PROPRIÉTÉS HÉMOLYTIQUES DES SÉRUMS

Malgré le peu de temps écoulé depuis la belle découverte de Bordet, on a cherché de divers côtés à utiliser soit au point de vue du diagnostic, soit au point de vue de la thérapeutique expérimentale, les propriétés précipitantes ou hémolysantes des sérums préparés. Ehrlich, à l'inauguration de l'institut thérapeutique de Francfort, s'est fait le porte-parole des espérances suscitées par ces recherches.

Quels sont les résultats obtenus?

En médecine légale, on s'est efforcé de différencier le sang humain du sang d'animaux en fabriquant une précipitine spécifique pour le sang de l'homme.

Ces recherches poursuivies par Uhlenhut, Schütze et Wassermann, Stern, Mertens, Ziemke, Dieudonné, Ogier, Linossier et Lemoine, Sieradski, Tarchetti, Neidrigailoff, Schirokich, Barthe, ont donné des résultats très importants bien que cette méthode de diagnostic d'origine du sang ne soit pas entrée encore dans la pratique courante.

En médecine clinique, il faut signaler les publications de M. Bard. Il a montré que dans les épanchements cancéreux, le liquide était hémolysant, alors que dans les épanchements non cancéreux les liquides ne sont pas hémolytiques. Les cancéreux fabriqueraient donc de l'autohémolysine.

Neisser, Camus et Pagniez ont cherché les variations du pouvoir hémolytique du sérum de divers malades vis-à-vis des hématies du lapin.

On pourrait rappeler encore (bien qu'antérieurs à la découverte de Bordet) les travaux déjà anciens de Marigliano et Castellino. Ces auteurs ont prétendu que le sérum des chlorotiques était hémolytique pour les globules rouges d'individus sains.

Enfin, en médecine expérimentale on a essayé l'action des injections de sérums hémolytiques ou cytolytiques.

C'est Metchnikoff qui a eu l'idée d'utiliser de petites doses de ces sérums en injections chez les animaux. « Je me suis demandé, dit-il, si de faibles doses de cytotoxines n'étaient point capables de produire une action stimulante sur les éléments figurés correspondants. On savait depuis longtemps que de petites quantités de certains poisons provoquent l'excitation des organes sur lesquels les doses plus fortes agissent d'une façon paralysante. Ces exemples engageaient à entreprendre une étude systématique de l'action des petites doses de cytotoxines. »

C'est naturellement sur les cytotoxines les mieux connues, c'est-à-dire sur les sérums hémolytiques et leucolytiques qu'ont porté les expériences.

L'action du sérum leucolytique a été l'objet d'un travail de Besredka. A petites doses, ce sérum produit d'abord une diminution transitoire puis une augmentation très marquée des leucocytes qui peuvent par exemple passer de 10.000 à 30.000.

Mais cette augmentation ne se maintient pas longtemps. Au bout d'une dizaine ou d'une quinzaine de jours, le nombre des leucocytes est retombé à la normale.

Ricketts, dans un travail récent, a recherché quel pourrait être l'effet de ce sérum leucotoxique sur la marche des infections.

Comme Besredka, il a vu que l'injection de ce sérum était suivie d'abord d'une diminution des globules blancs, puis aussitôt après d'une leucocytose assez considérable. La résistance des cobayes aux infections expérimentales (charbon, Eberth) est diminuée pendant la période de leucopénie, augmentée pendant la période de leucocytose, mais cette augmentation est peu marquée ; elle ne l'est pas plus qu'après injection du sérum de lapin normal.

D'autre part, Leucatello et Malon ont essayé l'action du sérum leucolytique sur trois malades atteints de leucémie.

Pour préparer ce sérum ils prenaient du sang de leucémique rendu incoagulable par l'oxalate de potasse. Ils le laissaient déposer ; les globules blancs se déposaient au-dessus des hématies, on les isolait et on injectait ces globules blancs à une brebis.

Le sérum de la brebis devint leucolytique pour le sang humain.

Ils injectèrent ce sérum de brebis à trois malades. Dans deux cas ils eurent un échec complet, dans le troisième un succès relatif. Le chiffre des globules blancs tomba de 560.000 à 375.000.

Besredka (1) a aussi obtenu des résultats négatifs dans un cas de leucémie avec un sérum leucolytique.

L'action du sérum hémolytique sur les animaux et sur l'homme a été beaucoup plus étudiée que celle du sérum leucotoxique. Elle est beaucoup mieux connue, comme on le verra dans les chapitres suivants.

(1) Cité par Mlle Szczawinska dans sa thèse.

CHAPITRE II

Action expérimentale du sérum hémolytique.
Résumé des résultats obtenus sur les animaux.

Les premières recherches sur les effets des injections de sérum hémolytique à faible dose furent entreprises par Cantacuzène dans le laboratoire de Metchnikoff.

Ces recherches furent vérifiées et complétées par celles de Bielonovsky.

Nous résumerons brièvement dans ce chapitre les expériences de ces deux auteurs.

PRÉPARATION DU SÉRUM HÉMOLYTIQUE

Cantacuzène utilise pour ses recherches le lapin et le cobaye. A intervalles de douze en douze jours, il injecte d'abord 2 c.c., puis 5 c.c., puis 10 c.c., et enfin 15 c.c. de sang de lapin dans la cavité péritonéale du cobaye.

Il obtient ainsi un sérum hémolytique très actif.

Bielonovsky a essayé divers procédés d'immunisation du

cobaye par le sang de lapin. Il a essayé les injections intra-péritonéales de sang défibriné, de sang laqué, et de sang non défibriné ; il a essayé aussi les injections de sang défibriné dans le tissu cellulaire sous-cutané. Ces divers procédés ont donné des résultats à peu près équivalents. D'autre part, il a recherché quelle quantité de sang de lapin il fallait injecter au cobaye. Les injections de 10 c.c. à 15 c.c. de sang de lapin tuent les cobayes ; les injections d'un $\frac{1}{2}$ c.c. de sang de lapin renforcent à peine le pouvoir hémolytique (p. h.) normal du cobaye pour le lapin. Ce sont les injections de 4 c.c. à 5 c.c. qui donnent les meilleurs résultats.

Enfin, Bielonovsky a cherché quelles étaient les variations du pouvoir hémolytique du sérum de cobaye après l'injection du sang de lapin. Après l'injection de 4 c.c. de sang de lapin, le pouvoir hémolytique du cobaye diminue dans les vingt-quatre premières heures (1) ; il est revenu à la normale le deuxième jour et augmente régulièrement pour atteindre son maximum du huitième au onzième jour. Après ce laps de temps, le pouvoir hémolytique diminue.

Bielonovsky s'est arrêté en conclusion de ces recherches à la technique suivante : il fait trois ou quatre injections intrapéritonéales de sang défibriné de lapin au cobaye ; chaque injection de 4 c.c. ; les injections sont espacées de douze en douze jours.

Il obtient ainsi des sérums dont le pouvoir hémolytique varie entre $\frac{1}{2.75}$ et $\frac{1}{1.25}$.

(1) Rappelons qu'un fait semblable a été constaté en bactériologie par Brieger et Ehrlich (tétanotoxine) et par Salomonsen et Madsen (toxine diphtérique) : le pouvoir bactéricide normal du sang diminue dans les premières heures qui suivent l'injection de toxine.

INJECTION DE SÉRUM NORMAL DE COBAYE AU LAPIN

Cantacuzène s'est assuré que les injections de sérum normal de cobaye, de sérum de cobaye neuf, ne provoquaient pas de modifications profondes de l'équilibre hémoleucocytaire du lapin. Le lendemain de l'injection, il y a une baisse du nombre des hématies, mais cette baisse est peu marquée et le nombre des globules rouges est revenu à la normale au bout de quatre à cinq jours. Ces injections de sérum de cobaye normal ne provoquent pas d'éosinophilie.

INJECTIONS DE SÉRUM HÉMOLYTIQUE

1° *Doses mortelles.* — Le sérum hémolytique au contraire est très actif. Il tue le lapin à doses de 10 c.c. à 15 c.c. dans les expériences de Cantacuzène et de Bielonovsky.

Après l'injection d'une semblable dose, l'animal tombe aussitôt, se cyanose et meurt en trois ou quatre minutes.

Si l'on injecte une dose un peu moins forte, la mort n'est pas immédiate, elle peut ne se produire que le second jour. Dans ce cas, il est facile de se rendre compte qu'elle est due à une destruction globulaire rapide et considérable. Dans un cas de Bielonovsky les globules rouges étaient tombés de 5.000.000 à 720.000, l'hémoglobine à 10 p. 100; seuls, les globules blancs avaient augmenté (25.700). Au microscope (Cantacuzène) on voit que de très nombreuses hématies laissent diffuser leur hémoglobine sous forme de grosses gouttelettes et bientôt ne forment plus que des vésicules vides, incolores, à peine perceptibles.

L'autopsie montre un foie volumineux, d'aspect muscade, et une grosse rate dont la longueur peut atteindre 6 centimètres.

2° *Doses fortes*. — « Si l'on injecte une dose non mortelle de sérum hémolytique, 2 c.c. à 3 c.c. par exemple, il se produit une diminution presque immédiate du nombre des hématies. Au bout d'une heure ce nombre a baissé d'un million et demi. Cette dissolution des hématies dans le sang continue les jours suivants. Au bout de trente-six heures, leur nombre a passé de 6.000.000 à 600.000 pour tomber à 300.000 au bout de quarante-huit heures. Les 19/20 des globules sont de la sorte détruits. » (Cantacuzène) (1).

A ce moment, les globules rouges à noyau sont très nombreux. Vers le quatrième jour se fait une poussée hématoblastique considérable, bientôt suivie d'une augmentation progressive du nombre des globules rouges qui atteignent 2.500.000 après une semaine, et ont regagné leur chiffre normal au bout de six à sept semaines.

La quantité d'hémoglobine varie comme le nombre des globules rouges mais sa courbe d'augmentation accuse un retard sensible sur celle des globules rouges.

Les globules blancs augmentent les premiers jours qui suivent l'injection et cela aux dépens des polynucléaires.

Bielonovsky confirme de tous points les résultats de Cantacuzène. Dans une première période il y a diminution des globules rouges et de l'hémoglobine, et en même temps leuco-

(1) Notons que ces injections amènent un malaise général, le lapin reste sans mouvement, ne mange pas, la température descend de 39° à 37°5 et l'urine, dans certains cas, devient hémoglobinurique.

cytose ; dans une seconde période, les globules rouges augmentent, l'hémoglobine reste à peu près stationnaire, les leucocytes diminuent. Enfin, dans une troisième période les globules rouges et l'hémoglobine peuvent arriver à dépasser la normale.

3° *Doses moyennes*. — L'injection de doses moyennes (2 c.c. par exemple) de sérum hémolytique a une action analogue à celle des doses fortes, mais naturellement moins prononcée.

La diminution des globules rouges est moins marquée, le taux de ces globules ne descend pas au-dessous de 3.000.000 par exemple, et dès le troisième jour, les globules rouges sont revenus à leur chiffre normal.

Ils ne s'arrêtent pas à ce chiffre normal, ils continuent à augmenter de nombre, ils peuvent atteindre et même dépasser 7.000.000, et se maintenir quelque temps à ce taux d'hyperglobulie.

C'est là le fait capital qui ressort des expériences de Cantacuzène et Bielonovsky.

4° *Doses faibles*. — Les doses faibles (1/5 de c.c., par exemple) provoquent immédiatement après l'injection l'augmentation des globules rouges et de l'hémoglobine.

Au deuxième jour, l'augmentation apparaît déjà ; elle va crescendo jusqu'au huitième et neuvième jour. A ce moment, le nombre des hématies peut atteindre 8.000.000. Puis ce chiffre redescend lentement et arrive à la normale au bout de quatre à cinq semaines.

Il faut insister sur ce fait très important, l'augmentation de nombre des globules rouges apparaît de suite après l'injection. Il faut des numérations très rapprochées pour saisir une phase éphémère de destruction globulaire.

C'est ce que montre le tableau suivant de Bielonovsky.

	AVANT L'INJECTION	APRÈS INJECTION D'UN 1,3 DE C.C. DE SÉRUM HÉMOLYTIQUE								
		20 minutes	40 minutes	1 heure	2 heures	3 heures	4 heures	5 heures	6 heures	16 heures
Hémoglobine	88	•	•	86	86	86	86	87	88	88
Globules rouges (en milliers de mm³)	6.000	5.164	5.600	4.800	5.900	6.325	7.665	6.950	7.120	8.016
Globules blancs	9.160	21.760	27.900	20.800	25.520	11.206	16.100	•	•	13.600

Quant à l'hémoglobine, ses variations suivent celles des hématies. Elle passe en trois jours de 86 à 103, par exemple, et reste deux à trois semaines au-dessus de la normale.

Les leucocytes augmentent de nombre après l'injection, et cette leucocytose est une polynucléose. Les polynucléaires passent de 38 p. 1.000 à 77 p. 1.000.

Enfin, les polynucléaires se chargent de granulations pseudo-éosinophiles. « Le fait est tellement constant, dit Cantacuzène, qu'il peut servir d'élément de pronostic. L'apparition en grand nombre des grains pseudo-éosinophiles présageant un accroissement du taux globulaire, elle manque lorsque ce taux s'abaisse. »

5° *Injections réitérées de faibles doses.* — Lorsqu'on réitère les injections de sérum hémolytique, si l'on a soin d'espacer assez les injections, on obtient à chaque nouvelle injection une augmentation nouvelle des globules et de l'hémoglobine. Cette augmentation est d'ailleurs moindre qu'après la première injection, parce que ces injections successives vaccinent l'animal contre le sérum hémolytique.

Cette règle comporte quelques exceptions cependant. Il y a des lapins qui ne réagissent pas à une première injection, mais qui à la seconde ont une réaction très nette.

6° *Injection de sérum hémolytique dans l'anémie expérimentale.* — L'action du sérum hémolytique sur le lapin normal étant ainsi bien établie, Bielonovsky entreprit de traiter par le sérum hémolytique des lapins rendus anémiques par une forte saignée.

Dans chaque expérience il saignait deux lapins, à qui il retirait une égale quantité de sang. Cette quantité de sang a varié de 16 c.c. à 40 c.c., suivant les expériences.

Un des lapins de chaque expérience servait de témoin.

A l'autre Bielonovsky injectait de petites doses de sérum hémolytique.

Les résultats obtenus furent très favorables. Dans tous les cas où les lapins survirent à la saignée et se remirent lentement, on peut observer une différence sensible entre les lapins témoins et ceux traités par le sérum hémolytique.

Nous ne pouvons pas reproduire ici le tableau des dix expériences de Bielonovsky, voici seulement quelques chiffres extraits de ces tableaux.

Expérience 28. — Deux lapins de même poids subissent une saignée de 20 c.c. On fait en même temps à l'un d'eux

une injection de 1/10 de c.c. de sérum hémolytique, l'autre
sert de témoin.

	Témoin	Lapin traité
Avant la saignée....	4.749.000	5.112.000
Un jour après	1.910.000	3.780.000
Trois jours après...	2.330.000	4.150.000
Huit jours après ...	3.600.000	5.100.000

Expérience 34. — Deux lapins subissent une saignée de
30 c.c. A l'un on injecte en même temps 1/10 de c.c. de
sérum hémolytique.

	Témoin	Lapin traité
Avant la saignée....	5.980.000	5.740.000
Un jour après	2.310.000	4.720.000
Trois jours après...	2.280.000	4.500.000
Six jours après....	3.780.000	5.672.000

Expérience 36.— On pratique sur un lapin de 1.130 gram-
mes une saignée de 25 c.c. et on lui fait une injection de
1/10 de c.c. de sérum hémolytique. Un autre lapin de même
poids subit la même saignée, mais on ne lui injecte pas de
sérum.

	Témoin	Lapin traité
Avant la saignée...	4.950.000	5.134.000
Un jour après.....	2.720.000	3.824.000
Six jours après....	3.200.000	5.064.000
Dix jours après....	3.920.000	5.168.000

Expérience 30. — On soustrait 26 c.c. de sang à deux
lapins, dont l'un reçoit un 1/8 de c.c. de sérum hémolytique.

	Témoin	Lapin traité
Avant la saignée ...	6.180.000	5.136.000
Un jour après	2.730.000	4.145.000
Quatre jours après..	3.105.000	4.510.000
Neuf jours après ...	3.910.000	6.148.000

Ces expériences montrent nettement que les globules rouges augmentent plus rapidement chez les lapins qui ont reçu du sérum que chez les témoins. De plus les lapins traités augmentent plus rapidement de poids que les lapins témoins.

Aussi Bielonovsky peut-il conclure que « dans l'anémie provoquée par la saignée (chez les lapins), l'injection de petites doses de sérum hémolytique est un moyen curatif qui agit très favorablement sur la rapidité de la guérison ».

CHAPITRE III

Action clinique du sérum hémolytique.
Résumé des résultats
obtenus chez l'homme par les auteurs.

INJECTION DE SÉRUM HÉMOLYTIQUE A L'HOMME

Les expériences de Cantacuzène sur le lapin, expériences montrant que de faibles doses de sérum hémolytique augmentent le nombre des globules rouges, engagèrent à essayer sur l'homme les injections à faible dose de ces sérums.

Les premières recherches sont dues à Metchnikoff et Besredka. A la vérité, d'autres expérimentateurs avant eux avaient injecté des sérums hémolysants à leurs malades mais sans s'en rendre compte.

Carrasquilla et Laverde cherchant à obtenir un sérum anti-lépreux, injectaient du sang de lépreux à de gros animaux et ensuite se servaient du sang de ces animaux pour traiter leurs malades lépreux. Ils obtinrent, disaient-ils, dans de nombreux cas, une amélioration marquée de l'état général.

Metchnikoff pensa que cette amélioration pouvait être

due aux qualités hémolytiques que devait avoir un pareil sérum, bien plutôt qu'à des antitoxines lépreuses dont l'existence était improbable. En conséquence, il entreprit de traiter des lépreux par un sérum hémolytique et de voir quelles seraient les modifications du sang à la suite de ces injections.

Pour obtenir du sérum hémolytique il s'adressa à la chèvre. Dans l'espace d'un mois, il injecta à la chèvre 31 c.c. de sang défibriné humain, provenant soit de saignées, soit de placenta de femmes accouchées.

Le sérum de la chèvre ainsi traitée devint nettement hémolytique : un volume de sérum agglutinait, dans un volume de sang, toutes les hématies en quelques secondes et les dissolvaient totalement en sept minutes. Metchnikoff et Besredka injectèrent ce sérum à deux lépreux du service de Du Castel et à deux lépreux du service d'Hallopeau. Ils commencèrent par de très faibles doses, puis arrivèrent aux doses de 5 c.c. et même 8 c.c. Ils ne remarquèrent aucun accident à la suite de ces piqûres, si ce n'est une douleur parfois assez vive au point injecté, et une réaction inflammatoire au niveau des lépromes les plus récents.

A noter qu'au bout de cinq semaines de traitement par le sérum hémolytique, le sérum sanguin des malades traités devint antihémolytique comme il était à prévoir, mais malgré ce pouvoir antihémolytique du sang, les lépreux continuèrent à réagir aux nouvelles injections de sérum. Ces injections ont démontré l'accroissement des globules rouges et l'augmentation de l'hémoglobine à la suite de petites doses répétées de sérum hémolytique.

Immédiatement après l'injection on note une baisse du nombre des globules rouges et de l'hémoglobine. Mais dès

TABLEAU I

M. M..., 12 ans, lépreux
du service de M. le Dr Hallopeau.

Dates	Nombre d'hématies d'un mill. c. en milliers	Hémog.	Injections
Février			
16	6,30	73	
17	6,09		
19	6,90	80	0,3 c.c. sér. n° 1.
20	7,50		
21	6,30	83	
22	5,70		
23	6,36		1 c.c. sér. n° 1.
24	5,80		
25	5,28		
26	6,26		
27	5,78		
28	6,80		
Mars			
1	6,20		
2	5,58		
3	5,86		
4	5,90		1 c.c. sér. n° 1.
5	5,11		
6	8,30		
7	5,96		
8	5,76		
9	6,30		
10	6,11		»
11	5,30		
12	5,88		
13	6,62	85	
14	5,26		2,5 c.c. sér. n° II.
15	4,92		
16	5,86		
17	5,88	94	
18	5,12		
19	6,30		
20	5,18		
21	5,16		3 c.c. sér. n° II.
22	6,30		
23	5,52		
24	5,36		
25	4,85		
26	5,84	107	
27	6,16		
28	5,86		
29	5,30	95	1 c.c. sér. n° 1.
30	5,94		

Dates	Nombre d'hématies d'un mill. c. en milliers	Hémog.	Injections
Avril			
1	5,92	110	
2	5,28	110	
3	6,20	110	
4	6,15	110	
5	»	100	
6	6,30	120	
8	5,86	105	
9	6,35	100	
10	6,05	105	
11	5,96	97	3 c.c. sér. n° 1.
12	5,96	105	
13	6,16	105	
15	5,58	105	
16	5,92	105	
17	5,96	105	
18	6,35	105	
19	6,05	100	
20	5,58	102	
22	7,20	115	
23	5,68	115	
24	6,00	110	
25	6,72	110	
26	6,54	90	
27	5,34	90	
29	5,94	120	
30	»	100	
Mai			
1	6,95	105	
2	6,26	95	
3	6,18	118	
4	6,12	105	
6	6,16	110	
7	6,32	110	
8	6,18	110	7 c.c. sér. n° 1.
9	5,30	110	
10	6,60	100	
11	6,82	95	
13	5,76	90	
14	7,06	115	
15	6,22	105	
16	6,16	105	
17	5,94	115	
18	6,51	120	
20		110	
22		95	
23		115	

TABLEAU II

M. B..., 31 ans, lépreux
du service de M. le D' Hallopeau.

Dates	Nombre d'hématies d'un mill. c. (en millions)	Hémog.	Injections
Févr.			
11	6,02	82	
17	5,72		
19	5,11	82	0,5 c. c. sér. n° II.
20	6,90		
21	6,98	84	
22	6,11		
23	7,47		
24	5,60		
25	7,08		
26	7,16	95	
27	6,82		
28	6,88		
Mars			
1	7,19		
2	5,92		
3	5,60		1 c.c. sér. n° II.
4	5,98		
5	5,38		
6	6,08		
7	5,78		
8	6,26		
9	6,56		
10	5,66		
11	5,98		
12	6,38		
13	5,51	105	
14	5,78		
15	5,92		
16	5,56		
17	5,90	85	
18	7,70		
19	5,98		
20	6,26		
21	4,51		
22	5,58		
23	5,80		
24	4,68		
25	4,08		
26	6,11	90	
27	4,78		
28	5,98		
29	6,18	80	1 c.c. sér. n° I.
30	6,10		

Dates	Nombre d'hématies d'un mill. c. (en millions)	Hémog.	Injections
Avril			
1	6,11	85	
2	5,58	90	
3	4,20	100	
4	5,18	105	
5	4,96	85	
6	6,80	95	
10	5,72	90	
11	5,71	95	
12	6,90	100	
13	6,54	95	
15	7,06	95	
16	5,31	95	6 c.c. sér. n° I.
17	7,72	110	
18	6,52	110	
19	5,68	95	
20	7,36	110	
22	5,38	95	
23	6,50	115	
24	6,12	100	
25	6,06	110	
26	5,64	90	
27	5,32	90	
28	7,12	115	
30		95	
Mai			
1	6,26	95	
2	6,84	95	
3	6,56	105	
4	5,32	90	
6	6,72	100	
7	6,70	100	
8	6,34	95	7 c.c. sér. n° I
9	7,28	115	
10	6,95	100	
11	6,05	90	
13	5,90	90	
14	7,90	116	
15	5,58	100	
16	7,26	95	
17	6,52	55	
18	7,16	100	
20		100	
22		90	
23		95	

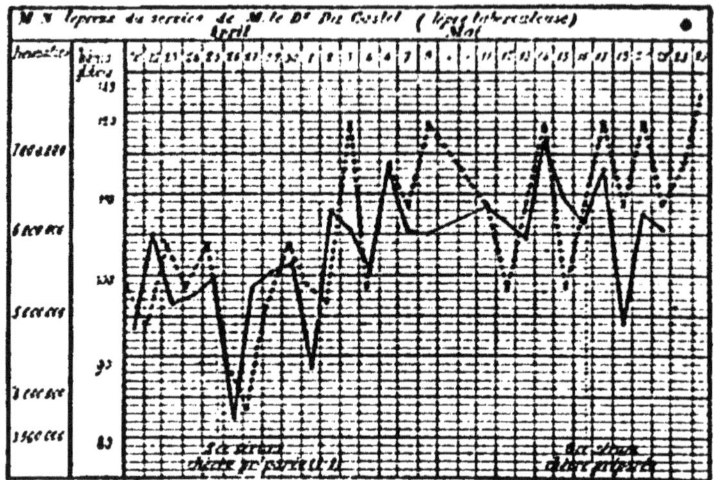

Tracé n° 1.

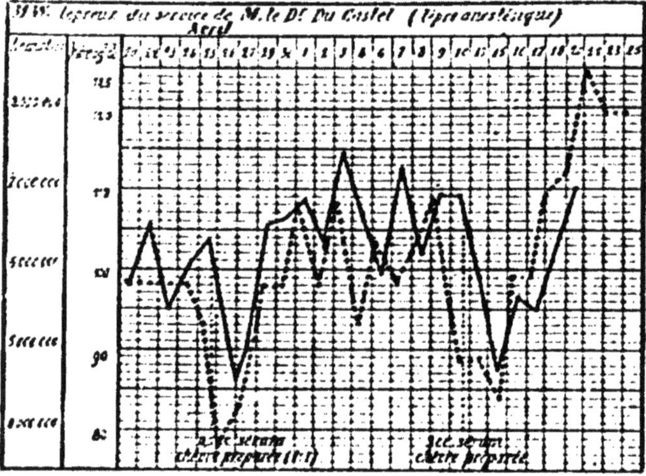

Tracé n° 2.

le lendemain, globules rouges et hémoglobine augmentent et dépassent la normale. A la suite d'injection répétées on a pu maintenir pendant près de deux semaines l'hémoglobine et les globules rouges à un taux supérieur à la normale. Nous croyons devoir reproduire ici les courbes obtenues par Metchnikoff et Besredka sur les lépreux de Du Castel et les tableaux dressés par eux pour les lépreux d'Hallopeau.

En terminant leur article, Metchnikoff et Besredka se demandent si les sérums hémotoxiques sont capables d'augmenter l'hématopoïèse chez les personnes atteintes d'anémies diverses.

C'est la question que Bielonovsky a cherché à résoudre dans sa thèse.

Les recherches de Bielonovsky ont porté sur neuf malades dont un était atteint de chlorose et les autres d'anémie secondaire et en général peu intense.

Pour préparer le sérum hémolytique nécessaire, Bielonovsky fit des essais sur le chien et la chèvre, mais le chien ne fournit qu'un sérum peu actif et Bielonovsky ne put utiliser que la chèvre. Celle-ci lui fournit deux sérums hémolytiques dont le pouvoir hémolytique était de 1 : 1/2 pour le sérum n° 1 et de 1 : 1 pour le sérum n° 2.

Nous reproduisons ci-après les observations de Bielonovsky, en les résumant quelque peu et en faisant suivre chacune d'elles de quelques remarques personnelles.

Observation I

Jean M..., recrue d'artillerie, vingt-et-un ans, entre le 16 février 1902 à l'hôpital militaire. Il se plaint de vertiges fréquents, de palpitations de cœur et de faiblesse générale.

C'est un mécanicien qui avait un travail pénible où il était employé dix heures par jour. Mais il se nourrissait bien et ne faisait pas d'excès génitaux ni alcooliques.

Depuis trois ans cependant il a des vertiges, il a pâli, et depuis peu de temps ses forces ont diminué.

A l'examen objectif, le malade a l'aspect assez robuste, l'embonpoint est conservé mais il est pâle, a les conjonctives peu colorées, les gencives peu colorées également. Le teint est pâle avec un reflet verdâtre.

Pas de ganglions :

Rien aux poumons, rien non plus au cœur, sauf un premier bruit soufflant à l'orifice pulmonaire.

Bruit de rouet dans la jugulaire droite.

Urines normales.

Pas d'œuf de botriocéphale dans les selles.

L'examen du sang montre :

Globules rouges 3.100.000
Leucocytes 4.795
Hémoglobine .... 40 %

Le diagnostic probable était chlorose.

Sur les préparations sèches de sang, on a constaté quelques globules rouges à noyaux, d'ailleurs très rares.

22 février. — L'état général est stationnaire depuis l'entrée. L'examen du sang donne :

Globules rouges 3.080.000
Leucocytes 6.785
Hémoglobine .... 40 %

On injecte au malade 10 c.c. de sérum n° 1.

23 février. — A l'endroit de l'injection le malade souffre, il n'a pu dormir de la nuit, aujourd'hui il est abattu et ne peut se tenir debout.

24 février. — Le malade va mieux, mais il persiste de la douleur au point injecté.

Examen du sang :

        Globules rouges 3.072.000
        Leucocytes 10.500
        Hémoglobine .... 49 %

26 février. — Examen du sang :

        Globules rouges 3.570.000
        Leucocytes 10.123
        Hémoglobine .... 42 %

1er mars. — Examen du sang :

        Globules rouges 3.840.000
        Leucocytes 8.028
        Hémoglobine .... 47 %

3 mars :

        Globules rouges 3.920.000
        Leucocytes 6.315
        Hémoglobine .... 45 %

5 mars :

        Globules rouges 4.000.000
        Leucocytes 6.120
        Hémoglobine .... 47 %

8 mars :

        Globules rouges 4.180.000
        Leucocytes 8.085
        Hémoglobine .... 47 %

9 mars. — On injecte au malade 6 c.c. de sérum n° 2.

10 mars. — Cette deuxième injection a été douloureuse et
    s'est accompagnée de température (38° 2).

13 mars. — Examen du sang :

        Globules rouges 4.240.000
        Leucocytes 10.318
        Hémoglobine .... 47 %

11 mars :

    Globules rouges 4.480.000

    Leucocytes 7.345

    Hémoglobine .... 48 %

16 mars :

    Globules rouges 4.950.000

    Hémoglobine .... 52 %

18 mars :

    Globules rouges 4.950.000

    Leucocytes 7.410

    Hémoglobine .... 52 %

21 mars :

    Globules rouges 4.800.000

    Hémoglobine .... 52 %

23 mars :

    Globules rouges 5.672.000

    Hémoglobine .... 53 %

25 mars :

    Globules rouges 5.120.000

    Leucocytes 7.020

    Hémoglobine .... 53 %

1er avril :

    Globules rouges 6.024.000

    Leucocytes 7.345

    Hémoglobine .... 57 %

7 avril :

    Globules rouges 6.080.000

    Leucocytes 6.050

    Hémoglobine .... 60 %

11 avril :

    Globules rouges 5.600.000

    Leucocytes 7.840

    Hémoglobine .... 66 %

Le malade se sent robuste, il ne se plaint plus de rien, le souffle du foyer pulmonaire a disparu, le malade reste cependant encore un peu pâle.

Il a pris 3 kilogs 90 dans son séjour à l'hôpital. Sous l'influence des injections de sérum hémolytique on voit que les globules rouges ont passé de 3.100.000 à 6 millions et l'hémoglobine de 10 % à 65 %.

Observation II

Andron Sch...., artilleur, vingt-quatre ans, entre le 2 janvier à l'hôpital militaire pour faiblesse générale, vertige et laryngite.

Il a eu la typhoïde il y a trois ans.

L'affection actuelle daterait de l'automne précédent.

C'est un malade de taille moyenne, d'embonpoint normal, de visage pâle, à l'examen objectif on constate une angine catarrhale légère, rien de notable aux poumons, au cœur un premier bruit sourd et soufflant, un peu d'albumine dans les urines.

Pas d'œufs de botriocéphale dans les matières.

L'état général est mauvais, l'appétit peu satisfaisant — la présence d'une stomatite légère, de taches bleues sur les gencives et d'un piqueté purpurique sur les pieds font porter le diagnostic *d'anémie d'origine probablement scorbutique.*

15 février. — L'examen du sang montre :

Globules rouges	1.072.000
Leucocytes	3.400
Hémoglobine	30 %

Ce sang est excessivement pâle, les globules rouges paraissent petits, il n'y pas de globules à noyau.

22 février. — Les phénomènes scorbutiques ont disparu. L'examen du sang montre :

Globules rouges	1.015.000
Leucocytes	3.540
Hémoglobine	30 %

Sous la peau de la région abdominale on injecte 5 c.c. du sérum n° 1.

23 février. — Un peu de douleur au point injecté mais pas de rougeur ni de gonflement.

24 février :

 Globules rouges 1.032.000

 Leucocytes 6.980

 Hémoglobine .... 30 %

26 février :

 Globules rouges 1.040.000

 Leucocytes 4.896

 Hémoglobine .... 30 %

2 mars :

 Globules rouges 1.216.000

 Leucocytes 3.378

 Hémoglobine .... 30 %

5 mars :

 Globules rouges 1.440.000

 Leucocytes 3.536

 Hémoglobine .... 33 %

14 mars :

 Globules rouges 1.356.000

 Leucocytes 5.780

 Hémoglobine .... 40 %

17 mars :

 Globules rouges 1.640.000

 Leucocytes 4.720

 Hémoglobine .... 46 %

21 mars :

 Globules rouges 1.420.000

 Leucocytes 5.730

 Hémoglobine .... 50 %

28 mars :

Globules rouges	1.920.000
Leucocytes	4.050
Hémoglobine	50 %

11 avril :

Globules rouges	1.760.000
Leucocytes	3.800
Hémoglobine	55 %

Le malade est moins pâle, la faiblesse est moindre, et les vertiges ont disparu.

Le malade a gagné 5 kilogs depuis l'injection.

Il sort de l'hôpital de son propre mouvement.

L'auteur fait remarquer que dans ce cas les globules rouges ont passé de 1.072.000 à 1.920.000 (il serait plus exact de tenir compte du dernier chiffre 1.760.000) et l'hémoglobine de 30 à 55 %.

A la vérité il nous semble qu'on doit faire quelques réserves sur ce cas, l'augmentation des globules rouges n'ayant commencé à être manifeste que huit jours après l'injection.

Observation III

Marie M..., treize ans, entre à l'hôpital le 8 janvier pour de la chorée : mouvements incoordonnés et secousses du bras gauche, avec phénomènes de contracture dans toute la moitié gauche du corps. Elle se plaint de douleurs dans les épaules et aussi de faiblesse générale, de vertiges, de bourdonnements d'oreille.

Le visage et les muqueuses sont pâles.

Rien à noter au cœur ni aux poumons.

On porte le diagnostic de petite chorée (chorea minor) et on donne à la malade du 8 janvier au 21 février de l'arsenic et de l'huile de foie de morue.

Au 21 février les phénomènes de rhumatisme et de chorée ont disparu mais la pâleur de la peau et des muqueuses persiste.

On supprime tous les médicaments.

L'examen du sang donne :

                Globules rouges 5.248.000
                Leucocytes 8.100
                Hémoglobine .... 70 %

22 février. — On injecte à la malade 1 c.c. de sérum n° 1.

24 février. — La malade souffre beaucoup, au point injecté il
y a du gonflement et de la rougeur, la température s'est
élevée à 38° 3.

24 février. — Il persiste un œdème inflammatoire marqué avec
ganglions dans l'aisselle.

                Globules rouges 6.200.000
                Leucocytes 9.720
                Hémoglobine .... 75 %

26 février :

                Globules rouges 6.080.000
                Leucocytes 7.340
                Hémoglobine .... 70 %

1er mars :

                Globules rouges 6.184.000
                Leucocytes 7.762
                Hémoglobine .... 85 %

5 mars :

                Globules rouges 6.128.000
                Hémoglobine .... 90 %

7 mars :

                Globules rouges 6.184.000
                Leucocytes 6.150
                Hémoglobine .... 90 %

9 mars :

                Globules rouges 5.600.000
                Leucocytes 8.160
                Hémoglobine .... 95 %

13 mars :

Globules rouges	6.880.000
Leucocytes	9.444
Hémoglobine	100 %

17 mars :

Globules rouges	6.400.000
Hémoglobine	100 %

21 mars :

Globules rouges	6.600.000
Leucocytes	7.450
Hémoglobine	100 %

27 mars :

Globules rouges	6.864.000
Leucocytes	7.000
Hémoglobine	115 %

1er avril :

Globules rouges	6.400.000
Leucocytes	7.200
Hémoglobine	105 %

Dans ce cas l'augmentation des globules rouges a été de 5.200.000 à 6.400.000 et celle de l'hémoglobine de 70 % à 105 %.

Il convient peut-être de noter cependant qu'au moment où on a commencé le traitement par le sérum hémolytique la malade semblait déjà en voie d'amélioration spontanée, les phénomènes rhumatismaux et choréiques ayant disparu.

Observation IV

Anna M..., vingt-six ans, ouvrière, entre le 15 février pour de la faiblesse générale, des vertiges, des bourdonnements d'oreille et des douleurs rhumatoïdes dans les quatre membres.

On ne constate cependant aucun signe objectif du côté des articulations.

C. Azoat.	4

La malade est pâle, dans la jugulaire droite on entend un bruit de rouet.

La malade semble avoir souffert de privations.

Rien du côté des voies génitales. — *Diagnostic : anémie d'origine rhumatismale.*

Examen du sang :

    Globules rouges 4.112.000
    Leucocytes 9.000
    Hémoglobine .... 60 %

22 février. — On injecte à la malade 5 c.c. de sérum hémolytique n° 1.

23 février. — Douleur au niveau de l'injection — pas de température.

24 février :

    Globules rouges 5.848.000
    Leucocytes 10.500
    Hémoglobine .... 67 %

1ᵉʳ mars :

    Globules rouges 5.358.000
    Leucocytes 8.100
    Hémoglobine .... 80 %

5 mars :

    Globules rouges 5.483.000
    Leucocytes 7.000
    Hémoglobine .... 87 %

9 mars :

    Globules rouges 5.200.000
    Hémoglobine .... 87 %

On fait une seconde injection de 6 c.c. de sérum hémolytique n° 2.

13 mars :

    Globules rouges 5.168.000
    Globules blancs 11.444
    Hémoglobine .... 85 %

17 mars :

    Globules rouges 6.520.000

    Leucocytes 8.105

    Hémoglobine .... 87 %

21 mars :

    Globules rouges 6.300.000

    Hémoglobine .... 90 %

27 mars :

    Globules rouges 6.832.000

    Globules blancs 6.115

    Hémoglobine .... 105 %

7 avril :

    Globules rouges 6.300.000

    Globules blancs 7.310

    Hémoglobine .... 100 %

Dans ce cas les globules rouges ont passé de 4.112.000 à 6.300.000 et l'hémoglobine de 60 % à 100 %.

L'amélioration semble bien due aux injections de sérum ; elle a été brusque, dès la première injection de sérum; le nombre des globules rouges est ensuite retombé un peu plus bas pour se relever à nouveau assez brusquement à la seconde injection.

Observation V

Marie P... entre le 22 mai 1901 à l'hôpital pour une *coxalgie droite suppurée*, avec de nombreuses fistules par où se faisait un abondant écoulement de pus. Au moment de l'examen (15 février 1902), les fistules sont fermées, la coxalgie n'est plus douloureuse mais la jambe droite est raccourcie.

La peau et les muqueuses sont anémiées.

L'examen du sang donne :

    Globules rouges 4.352.000

    Leucocytes 8.900

    Hémoglobine .... 60 %

22 février. — On injecte 4 c.c. de sérum hémolytique n° 1 sous le sein. L'examen du sang pratiqué avant cette injection montre :

    Globules rouges 4.600.000
    Leucocytes 8.700
    Hémoglobine .... 60 %

23 février. — Au niveau de l'injection la douleur est très vive ; il n'y a pas de température mais le pouls est un peu rapide (90°) ; la malade reste couchée en proie à un malaise général, elle n'a pas d'appétit, elle a eu un vomissement.

25 février :

    Globules rouges 4.850.000
    Leucocytes 8.920
    Hémoglobine .... 67 %

26 février :

    Globules rouges 4.900.000
    Leucocytes 8.140
    Hémoglobine .... 63 %

5 mars :

    Globules rouges 4.920.000
    Leucocytes 8.200
    Hémoglobine .... 70 %

9 mars :

    Globules rouges 5.600.000
    Hémoglobine .... 70 %

On injecte 4 c.c. de sérum hémolytique n° 2.

10 mars. — La nuit a été mauvaise, la malade a vomi hier et aujourd'hui et vomi un liquide sanguinolent. Le pouls est à 110. — L'endroit de l'injection est très douloureux.

12 mars :

    Globules rouges 5.064.000
    Globules blancs 8.780
    Hémoglobine .... 70 %

17 mars :

Globules rouges	5.200.000
Globules blancs	8.500
Hémoglobine	70 %

21 mars :

Globules rouges	5.600.000
Leucocytes	7.940
Hémoglobine	75 %

28 mars :

Globules rouges	5.744.000
Leucocytes	8.140
Hémoglobine	85 %

7 avril :

Globules rouges	5.883.000
Leucocytes	9.420
Hémoglobine	95 %

L'état général est bon, l'appétit et le sommeil sont normaux, la pâleur a diminué mais le poids n'a pas augmenté.

Les globules ont augmenté d'un million et demi et l'hémoglobine de 35%. Mais dans ce cas, comme pour l'observation III, on peut se demander si l'augmentation des globules rouges est due à l'injection de sérum ou à l'amélioration naturelle d'une coxalgique qui ne suppure plus.

Observation VI·

Eugénie R..., quatorze ans, est entrée le 3 juillet 1901 pour une *ostéomyélite du tibia gauche*, d'origine tuberculeuse. Elle a subi plusieurs curetages et une séquestrotomie sans amélioration ; elle est très faible, très pâle, elle a toujours de la fièvre le soir, les plaies ont mauvais aspect et suppurent beaucoup.

15 février :

    Globules rouges 4.000.000

    Leucocytes 13.840

    Hémoglobine .... 55 %

22 février. — On injecte 4 c.c. du sérum hémolytique n° 1.

24 février :

    Globules rouges 4.300.000

    Leucocytes 13.320

    Hémoglobine .... 55 %

25 février :

    Globules rouges 4.240.000

    Hémoglobine .... 57 %

2 mars :

    Globules rouges 4.100.000

    Leucocytes 10.420

    Hémoglobine .... 55 %

8 mars :

    Globules rouges 5.400.000

    Leucocytes 12.900

    Hémoglobine .... 59 %

14 mars :

    Globules rouges 4.996.000

    Leucocytes 12.500

    Hémoglobine .... 61 %

17 mars :

    Globules rouges 4.832.000

    Leucocytes 13.000

    Hémoglobine .... 60 %

24 mars :

    Globules rouges 4.900.000

    Leucocytes 11.740

    Hémoglobine .... 60 %

2 avril :

            Globules rouges 4.723.000
            Leucocytes 13.910
            Hémoglobine .... 00 %

L'état général s'est aggravé, l'ostéomyélite s'est étendue ; le malade est très faible.

Malgré cela les globules rouges et l'hémoglobine ont un peu augmenté.

Observation VII

Dmitri I..., vingt-trois ans, artilleur, entre le 1 décembre 1901 pour une syphilis qui date de novembre, c'est-à-dire d'un mois.

Nombreuses plaques muqueuses à la gorge et à l'anus.

Il est amaigri, n'a pas d'appétit, il est anémique, la peau et les muqueuses très pâles ; il se plaint de vertiges, de céphalées et de faiblesse. En somme *anémie syphilitique.*

Il a été soumis au traitement mercuriel.

15 février :

            Globules rouges 4.000.000
            Leucocytes 13.840
            Hémoglobine .... 55 %

22 février. — On injecte au malade 1 c.c. de sérum hémolytique n° 1.

23 février. — Au point injecté, œdème, rougeur et douleur vive.

24 février :

            Globules rouges 4.500.060
            Leucocytes 11.380
            Hémoglobine .... 55 %

28 février :

            Globules rouges 4.240.000
            Hémoglobine .... 57 %

2 mars :

Globules rouges	4.100.000
Leucocytes	10.420
Hémoglobine	55 %

8 mars :

Globules rouges	5.400.000
Leucocytes	12.300
Hémoglobine	50 %

14 mars :

Globules rouges	4.906.000
Leucocytes	12.500
Hémoglobine	61 %

17 mars :

Globules rouges	4.832.000
Leucocytes	13.600
Hémoglobine	60 %

28 mars :

Globules rouges	4.900.000
Leucocytes	14.740
Hémoglobine	60 %

2 avril :

Globules rouges	4.728.000
Leucocytes	18.940
Hémoglobine	60 %

Cette observation est peu démonstrative, l'augmentation de l'hémoglobine et des globules rouges n'est pas considérable et elle s'est produite peu à peu, chez un malade qui avait déjà des tendances à guérir sous la seule influence du mercure.

Observation VIII

Jacques P..., matelot, entre le 15 janvier. Il se plaint de tousser, d'avoir des points de côté et de n'avoir aucun appétit.

Aux poumons la respiration est rude ; il y a des râles humides nombreux, mais à la percussion pas de zones mates.

Pas de bacilles de Koch dans les crachats.

Le malade se nourrit mal, il est pâle, la peau et les muqueuses anémiées.

13 février :

Globules rouges	4.128.000
Leucocytes	9.120
Hémoglobine	60 %

22 février :

Globules rouges	4.305.000
Leucocytes	9.450
Hémoglobine	60 %

On injecte 5 c.c. de sérum hémolytique n° 1.

26 février :

Globules rouges	5.600.000
Leucocytes	10.200
Hémoglobine	65 %

1ᵉʳ mars :

Globules rouges..................	4.168.000
Leucocytes	11.350
Hémoglobine	60 %

Le malade a eu dans la nuit une hémoptysie (demi-verre de sang environ).

4 mars :

Globules rouges	5.424.000
Leucocytes	14.700
Hémoglobine	65 %

On injecte sous la peau du malade 5 c.c. de sérum de chèvre normale, de chèvre non immunisée.

6 mars :

Globules rouges	4.954.000
Leucocytes	15.300
Hémoglobine	65 %

9 mars :

    Globules rouges 4.240.000

    Leucocytes 14.780

    Hémoglobine .... 63 %

11 mars :

    Globules rouges 4.108.000

    Leucocytes 11.400

    Hémoglobine .... 63 %

Le malade est réformé pour raison de santé, il a maigri, perdu 3 kilogs, l'état général est peu satisfaisant.

Remarquons que dans ce cas d'anémie probablement d'origine tuberculeuse le sérum hémolytique avait produit une augmentation notable des globules, mais cette augmentation a été passagère. L'hémoptysie, le mauvais état général ont dû probablement ramener le malade au taux primitif de ses globules rouges.

Remarquons que le sérum normal de chèvre injecté le 4 mars n'a donné aucune modification du sang du malade.

Observation IX

Aphonasia X..., vingt-cinq ans, *dyspeptique*, se plaint de douleurs gastriques, nausées, vomissements, constipation, maux de tête.

Elle paraît assez anémique, la peau et les muqueuses sont pâles.

2 mars :

    Globules rouges 5.176.000

    Leucocytes 6.780

    Hémoglobine .... 70 %

4 mars :

    Globules rouges 5.050.000

    Leucocytes 7.240

    Hémoglobine .... 70 %

On lui injecte 5 c.c. de sérum normal de chèvre.

6 mars :

Globules rouges	5.048.000
Leucocytes	7.950
Hémoglobine	70 %

11 mars :

Globules rouges	5.280.000
Leucocytes	9.000
Hémoglobine	70 %

15 mars :

Globules rouges	4.931.000
Leucocytes	9.400
Hémoglobine	70 %

21 mars :

Globules rouges	5.125.000
Leucocytes	8.110
Hémoglobine	70 %

Les phénomènes dyspeptiques ont disparu, la malade veut
sortir.

Cette observation intéressante montre (comme l'observation VIII) que le sérum normal de chèvre ne fait pas varier le
nombre des globules rouges. Ceux-ci n'ont pas augmenté, malgré l'amélioration de l'état général de la malade.

Conclusions.

De ces observations voici *les conclusions que tire Bielo-
norsky.*

1° Les injections de doses faibles (1 à 5 c.c.) de sérum
hémolytique provoquent une réaction locale énergique :
douleur, rougeur, gonflement pendant deux ou trois jours.
Les phénomènes généraux peuvent être assez orageux, la
température peut s'élever, on peut parfois constater des

nausées, des vomissements, de la perte d'appétit pendant plusieurs jours.

2° Ces injections provoquent en général l'augmentation des globules rouges et de l'hémoglobine.

3° L'amélioration de l'état général n'a été nettement constatable que dans un seul cas.

4° L'injection de sang normal de chèvre ne provoque ni phénomène local, ni réaction générale et n'a pas amené d'augmentation de l'hémoglobine ni des globules rouges.

CHAPITRE IV

Action clinique du sérum hémolytique.
Observations personnelles chez l'homme.

———

I. — TECHNIQUE

Avant de transcrire nos observations, nous devons dire quelques mots de la technique que nous avons suivie.

A. — Préparation du sérum hémolytique.

Pour obtenir un sérum hémolytique pour les globules rouges de l'homme, nous nous sommes adressé à la chèvre, comme Metchnikoff et Bielonovsky. Nous avons eu en expérience deux chèvres, une chèvre rousse et une vieille chèvre noire.

Le 25 mai nous avons saigné ces deux chèvres et nous avons mesuré le pouvoir hémolytique de leur sérum normal.

Du 25 mai au 16 juin nous avons (en trois injections) injecté environ 100 c.c. de sang humain à la chèvre rousse (injections sous-cutanées).

Nous avons saigné à nouveau cette chèvre le 22 juin et le sérum qu'elle nous a fourni a été essayé de même façon, pour déterminer son pouvoir hémolytique. Ce sérum sera par la suite désigné sous le nom de sérum A dans ce travail.

Du 17 juin au 21 juillet, la chèvre noire a reçu environ 150 c.c. de sang humain, en cinq injections. Nous avons saigné cette chèvre le 27 juillet. Nous désignerons le sérum de cette saignée sous le nom de sérum B.

Le sang qui a servi à ces injections était du sang placentaire, recueilli immédiatement après la section du cordon et défibriné avec des perles de verre.

B. — Essai du pouvoir hémolytique de ces sérums.

Pour essayer le pouvoir hémolytique de nos sérums de chèvre, nous nous sommes servi d'un procédé analogue à celui d'Ehrlich et Morgenroth. Nous préparions aseptiquement une solution de sang au 1/10 dans du sérum artificiel solution à 7 p. 100 de NaCl).

Nous répartissions cette solution dans une série de petits tubes à essai, à raison de quarante gouttes par tube. La solution de sang étant au 1/10, on voit qu'il y avait en réalité une goutte de sang par tube.

Dans ces tubes nous faisons tomber une, deux, trois, cinq, dix, quinze, vingt gouttes du sérum à essayer, avec la même pipette.

Nous vérifions le résultat une heure après. La coloration rosée des tubes traduit la diffusion de l'hémoglobine et par suite indique s'il y a hémolyse. Si l'hémolyse a lieu avec une goutte de sérum, comme chaque tube renferme en réalité une goutte de sang (40 gouttes d'une solution au

1/10), nous désignerons le pouvoir hémolytique de ce sérum par le rapport 1/1. Si l'hémolyse n'a lieu qu'avec deux
gouttes de sérum nous l'indiquerons par le rapport 1/2 ;
avec trois gouttes, par le rapport 1/3.

Nous avons de plus mesuré comme terme de comparai-
son, au microscope, le pouvoir agglutinant de ce sérum.

Ce pouvoir agglutinant a toujours été plus élevé que le
pouvoir hémolytique soit pour les sérums neufs, soit pour
les sérums préparés, mais il a comme ce dernier été exalté
par l'immunisation.

Chèvre rousse.

    Sérum neuf . . . . pouvoir agglutinant 1/5
       —   —   . . . .   —   hémolytique 1/20
       —   préparé. . . . . .   —   agglutinant 1/1
       —   —   . . . . . .   —   hémolytique 1/2

Chèvre noire.

    Sérum neuf . . . . pouvoir agglutinant 1/3
       —   —   . . . .   —   hémolytique 1/2
       —   préparé. . . . . .   —   agglutinant 1 0,5
       —   —   . . . . . .   —   hémolytique 1 1

Le pouvoir hémolytique de ces sérums, conservés aseptiquement, s'est maintenu intact pendant les deux mois que
nous nous en sommes servi.

C. — Examen du sang des malades.

L'examen du sang des malades a été fait de la façon suivante.

Les globules étaient comptés au moyen de l'hématimètre
de Hayem-Nachet. Pour obtenir une précision plus grande

dans les résultats nous prenions une quantité double de sang et de liquide de dilution, c'est-à-dire nous prenions 1 c.c. de liquide et 4 mill. de sang. Les erreurs inhérentes à la méthode sont de ce fait beaucoup réduites comme nous avons pu nous en assurer par des mensurations comparatives.

A chaque numération, nous comptions dix grands carrés de l'hématimètre d'Hayem.

Bien entendu nous avons employé un même hématimètre pour un même malade. Ainsi faites, ces numérations ne donnent entre elles d'une fois à l'autre qu'un écart qui n'excède pas deux cent mille globules. On pourra s'en rendre compte en regardant le tracé de l'observation I où nous nous sommes astreints à faire des numérations quotidiennes pour nous rendre compte des erreurs de numération que l'on pouvait commettre. Les globules blancs ont été comptés dans le sérum acétique ; nous avons employé une dilution de 20 mill. cubes de sang dans 1/2 c.c. de sérum acétique, ce qui permet de compter facilement un grand nombre de globules blancs et par là de réduire beaucoup les erreurs.

Pour l'hémoglobine, nous nous sommes servi de l'appareil à cuve prismatique de Malassez.

Nous avons du reste attaché peu d'importance à ce dosage de l'hémoglobine et cela pour deux raisons.

D'abord, les appareils de dosage de l'hémoglobine sont tous peu précis ; les appareils de Malassez, dont nous nous sommes servi, donnaient des chiffres d'hémoglobine trop faibles. Ainsi, pour des sujets normaux, nous n'avons jamais obtenu au-dessus de 9 gr. (au lieu de 13 et 14).

En outre et surtout le dosage de l'hémoglobine est une

opération trop subjective. On se suggestionne facilement en
essayant de comparer entre elles deux teintes qui ne sont
jamais rigoureusement pareilles ; aussi est-il fort difficile
de suivre d'un jour à l'autre l'augmentation ou la diminution de la quantité d'hémoglobine.

Les préparations sèches de sang étaient fixées à l'alcool-
éther et colorées à l'hématéine-éosine. Pour l'observation IV
(leucémie), nous avons plusieurs fois fait des colorations
au triacide qui seul permet de différencier dans ces cas
les myélocytes neutrophiles des grands mononucléaires.

Une dernière remarque, enfin.

Les observations de Bielonovsky que nous avons rappor-
tées dans le précédent chapitre n'échappent pas à un re-
proche grave. Les malades sur lesquels il a expérimenté
étaient des anémiques peu gravement atteints et suscepti-
bles par le seul repos au lit et une bonne alimentation de
refaire leurs globules rouges.

Cela enlève beaucoup de valeur à l'augmentation du
nombre des hématies à la suite d'injections de sérum hémolytique.

Nous nous sommes efforcé, chaque fois que cela était
possible (et c'est souvent difficile dans un milieu hospitalier)
de compter une ou plusieurs fois les hématies d'un malade
puis de laisser ce malade au repos quelque temps et de re-
compter ses globules avant de lui injecter du sérum.

De cette façon il est possible de saisir dans la courbe du
nombre des hématies ce qui est dû réellement à l'action du
sérum hémolytique.

On s'étonnera moins, après ces quelques mots d'explication, du petit nombre d'observations que nous avons re-
cueillies.

II. — OBSERVATIONS

Observation I (résumée)

Anémie paludéenne.

Léonard F..., vingt-trois ans, entre à l'Hôtel-Dieu, salle Sainte-Jeanne, le 8 juin 1903.

Dans ses antécédents familiaux on note que le père du malade et une de ses sœurs sont morts tuberculeux.

Le malade a exercé le métier de peintre-plâtrier, mais il n'a jamais eu d'accidents de saturnisme. Il a du reste cessé ce métier depuis trois ans, c'est-à-dire depuis son entrée au régiment.

Au service militaire il fit d'abord quinze mois à Toulon puis fut envoyé à Diégo-Suarez (Madagascar). Il y contracta du paludisme en septembre 1902.

Les accès fébriles étaient peu fréquents, irréguliers, mais très violents. la température atteignait ou même dépassait 41°.

Il ne semble pas avoir eu ni ictère ni hémoglobinurie.

Dès le mois d'octobre il commença à présenter une anémie très marquée.

On le rapatria en France au mois de février. Depuis son retour il a pris à plusieurs reprises trois ou quatre accès paludéens de suite, mais ces accès sont moins violents qu'à Madagascar.

A l'entrée dans le service on est frappé par la pâleur du malade qui a le teint jaune mat, un peu terreux, les muqueuses paraissent exsangues.

Il n'y a pas de souffle anémique ni au cœur ni dans les vaisseaux du cou. Le malade ne tousse pas. aux poumons on note seulement une respiration légèrement soufflante au sommet droit en avant, sous la clavicule.

A l'examen du ventre le foie paraît hypertrophié, il dépasse légèrement les fausses côtes, la rate est très volumineuse, elle forme sous les fausses côtes gauches une tumeur facilement sentie, mobile avec les mouvements respiratoires, assez dure. Elle mesure 11 à 12 centimètres dans son grand axe.

Pendant le séjour du malade le sang fut examiné *tous les jours*, suivant la technique indiquée plus haut.

On fit au malade *deux injections de sérum* de la chèvre rousse, non immunisée (2 c.c. le 10 juin et 2 c.c. le 12 juin), et deux injections de la même chèvre. mais immunisée (sérum A) (2 c.c. le 23 juin matin et 3 c.c. 5 le 27 juin matin). Les injections de sérum neuf n'ont déterminé aucune réaction générale ; les injections de sérum A ont provoqué, surtout la seconde, une réaction locale légère (douleur et gonflement).

La seconde injection avait été faite le 27 juin à 9 heures du matin. Le 28 juin, à 10 heures, le malade qui pendant tout son séjour avait été apyrétique fut pris d'un accès paludéen franc typique (39°3).

Le 30 juin, nouvel accès palustre (39°6). Le 1er juillet, nouvel accès palustre.

Faut-il mettre ces accès au compte du sérum hémolytique qui aurait provoqué un réveil de paludisme du malade ? C'est fort possible, mais le fait reste douteux, car un mois auparavant, le malade avait pris trois ou quatre accès paludéens en série, sans cause occasionnelle.

La rate, à la suite de ces accès, avait beaucoup grossi. Au 1er juillet elle descendait presque jusqu'à l'ombilic et mesurait 15 centimètres dans son plus grand axe.

Le malade part le 5 juin, sans avoir prévenu de sa sortie.

Voici les examens de sang du malade :

8 juin :

    Globules rouges 2.147.680

    Globules blancs 4.900

    Hémoglobine 4,75

9 juin :

    Globules rouges 2.077.000

    Globules blancs 4.400

    Hémoglobine 4,5

10 juin :

    Globules rouges 2.108.000

    Globules blancs 4.300

    Hémoglobine 5

Pourcentage des globules blancs (hémaléine-éosine) :

    Polynucléaires 56

    Grands mononucléaires 3

    Eosinophiles 1

    Lymphocytes 40

Pas de globules rouges à noyau.

Injection de 2 c.c. de sérum, chèvre rousse, non immunisée.

11 juin :

    Globules rouges 2.225.800

    Globules blancs 4.700

    Hémoglobine 4,5

12 juin :

    Globules rouges 2.228.350

    Globules blancs 6.300

    Hémoglobine 4,5

Injection de 2 c.c. de sérum, chèvre rousse, non immunisée.

13 juin :

    Globules rouges 2.170.000

    Globules blancs 6.100

    Hémoglobine .... non dosée

14 juin :

    Globules rouges 2.418.000
    Globules blancs 5.800
    Hémoglobine 5

        Pourcentage des globules blancs :

    Polynucléaires 50
    Eosinophiles 2
    Lymphocytes 12
    Grands mononucléaires 6

15 juin :

    Globules rouges 2.201.000
    Globules blancs 4.600
    Hémoglobine 4,5

16 juin :

    Globules rouges 2.315.700
    Globules blancs 5.100
    Hémoglobine 4,5

17 juin :

    Globules rouges 2.377.700
    Globules blancs 6.500
    Hémoglobine 5

18 juin :

    Globules rouges 2.383.000
    Globules blancs 4.700
    Hémoglobine 5

19 juin :

    Globules rouges 2.356.000
    Globules blancs 5.400
    Hémoglobine 5

21 juin :

    Globules rouges 2.383.000
    Globules blancs 5.700
    Hémoglobine 5,5

22 juin :

        Globules rouges 2.412.000
        Globules blancs 5.800
        Hémoglobine 5,5

        Pourcentage des globules blancs :

Polynucléaires 53

Eosinophiles 2

Grands mononucléaires 5

Lymphocytes 40

23 juin :

        Globules rouges 2.480.000
        Globules blancs 6.100
        Hémoglobine 5,5

Injection de 2 c. c. de sérum de la chèvre rousse immunisée (sérum A.)

24 juin :

        Globules rouges 2.750.000
        Globules blancs 8.100
        Hémoglobine 5,5

        Pourcentage des globules blancs :

Polynucléaires 54

Eosinophiles 8

Grands mononucléaires 7

Lymphocytes 31

25 juin :

        Globules rouges 2.965.700
        Globules blancs 5.600
        Hémoglobine 5,5

        Pourcentage des globules blancs :

Polynucléaires 45

Eosinophiles 9

Grands mononucléaires 8

Lymphocytes 38

26 juin :

Globules rouges	2.867.500
Globules blancs	6.800
Hémoglobine	6

27 juin :

Globules rouges	2.813.800
Globules blancs	6.600
Hémoglobine	6

Pourcentage des globules blancs :

Polynucléaires	42
Eosinophiles	8
Grands mononucléaires	7
Lymphocytes	43

Injection 3 c.c. 5 de sérum de la chèvre rousse immunisée (sérum A.)

28 juin :

Globules rouges	3.224.000
Globules blancs	10.000
Hémoglobine	6

Pourcentage des globules blancs :

Polynucléaires	64
Eosinophiles	2
Lymphocytes	30
Grands mononucléaires	4

On voit sur les préparations sèches quelques globules rouges à noyau.

Ce même jour, 1 heure après la prise de sang, le malade a un accès palustre.

29 juin :

Globules rouges	2.855.500
Globules blancs	3.800
Hémoglobine	6

Pourcentage des globules blancs :

Polynucléaires	50
Eosinophiles	2
Lymphocytes	42
Grands mononucléaires	6

30 juin. — Le malade a un accès palustre à 8 heures du matin, la prise de sang a été faite une heure après, à 9 heures.

Globules rouges	2.201.000
Globules blancs	9.000

Pourcentage des globules blancs :

Polynucléaires	57
Eosinophiles	3
Lymphocytes	35
Grands mononucléaires	5

1er juillet :

Globules rouges	2.511.000
Globules blancs	6.000
Hémoglobine	5,5

Pourcentage des globules blancs :

Polynucléaires	50
Eosinophiles	0
Lymphocytes	46
Grands mononucléaires	4

Quelques globules rouges à noyau.

Dans l'après-midi de ce même jour, 1er juillet, le malade prend encore un accès paludéen. On lui fait 2 injections de sulfate de quinine (0.40 par injection).

2 juillet. — On donne 1 gr. de quinine en injections.

3 juillet :

Globules rouges	2.281.600
Globules blancs	3.600
Hémoglobine	5

Pourcentage des globules blancs :

Polynucléaires 45
Eosinophiles 1
Lymphocytes 50
Grands mononucléaires 4

On voit 1 ou 2 globules rouges à noyau.

4 juillet :

Globules rouges 2.325.000
Globules blancs 5.200

Cette observation que le départ brusque du malade ne nous a pas permis de continuer montre à notre avis :

1° Que le sérum neuf de chèvre ne produit pas de modifications sanguines appréciables (1).

2° Que le sérum de chèvre immunisée, injecté en très faible quantité, donne une augmentation légère. mais très nette des globules rouges. Malheureusement les accès paludéens ont ramené le malade au taux primitif de son anémie.

3° Le sérum de chèvre immunisée donne une légère éosinophilie.

4° Enfin, à un tout autre point de vue, cette observation vérifie les caractères aujourd'hui bien connus de l'anémie paludéenne — leucopénie avec lymphocytose. — Au moment des accès, leucocytose légère avec augmentation passagère du nombre des polynucléaires, et, dans le cas présent. disparition des éosinophiles.

Au point de vue clinique, notre malade avait subi une

(1) Ce fait, déjà vu par Bielonovsky. montre le mal fondé des conclusions de Wieworowski qui traitant des syphilitiques par des injections de sérum neuf. attribuait à celui-ci l'augmentation des globules rouges de ses malades.

amélioration manifeste à la suite des injections de sérum A. Il était moins pâle et se sentait moins faible. Après les accès paludéens, pâleur et faiblesse générale ont reparu.

Observation II (résumée)

Néoplasme de l'estomac (1).

François H..., trente-sept ans, journalier, entre le 12 juin dans le service de M. le professeur Bondet et en sort le 18 août.

Aucun antécédent familial à noter, personnellement le malade n'est ni alcoolique, ni syphilitique. Il n'accuse dans son passé que deux maladies, une typhoïde à treize ans et une bronchite à l'âge de vingt-quatre ans.

L'affection actuelle date de quinze mois ; le malade commença par perdre l'appétit puis se mit à vomir ; les vomissements, d'abord à longs intervalles, sont devenus assez fréquents depuis deux mois. Ils sont purement alimentaires.

Jamais il n'a vomi d'aliments ingérés la veille, jamais non plus il n'a vomi de sang.

Depuis le début de son affection, c'est-à-dire depuis quinze mois, le malade aurait perdu 15 kilogs environ.

A l'entrée. — Le malade est très amaigri, d'aspect cachectique, de teint jaune paille.

L'appétit est à peu près nul, la langue est sale, l'estomac est légèrement dilaté, il arrive à trois travers de doigt au-dessus de l'ombilic. La succussion provoque du clapotage même à jeun.

Au niveau du pylore on sent une masse mal limitée, profonde, douloureuse à la palpation.

Le foie n'est pas notablement hypertrophié.

(1) Nous remercions notre ami Banvel qui nous a fourni ces quelques renseignements cliniques.

Il n'y a pas de ganglions ni dans les aines ni dans le creux sus-claviculaire.

La température est normale et les urines ne contiennent pas d'albumine.

Le malade s'améliore assez vite ; à son départ (18 août), les troubles gastriques avaient à peu près disparu, le malade avait engraissé de 5 kilogs, la tumeur pylorique n'était plus perceptible.

Le malade avait été soumis à deux reprises (fin juin et début d'août) à des séances de radiographie (une douzaine environ).

De plus, nous lui avons fait deux injections de sérum hémolytique de la chèvre rousse, le 16 juillet 1 c.c. 5. et le 23 juillet, 7 c.c. Ces injections ont été assez douloureuses, la seconde s'est en outre accompagnée de quelques phénomènes généraux (malaise, perte de l'appétit, léger mouvement fébrile, mais pas d'albuminurie). Voici les examens de sang :

13 juin . —(Cet examen a été pratiqué par M. Cade. les suivants ont tous été faits par nous) :

  Globules rouges 2.083.000
  Globules blancs 1.650

Pourcentage des globules blancs :

  Polynucléaires 57,2
  Intermédiaires 2,8
  Lymphocytes 40
  Eosinophiles 0

15 juillet :

  Globules rouges 2.915.000
  Globules blancs 6.800
  Hémoglobine 6

Pourcentage des globules blancs :

Polynucléaires 68
Eosinophiles 1
Lymphocytes 25
Grands mononucléaires 6

16 juillet. — Injection 4 c.c. 5 sérum chèvre rousse immunisée (sérum A).

18 juillet :

Globules rouges 3.193.000
Globules blancs 8.200

Pourcentage des globules blancs :

Polynucléaires 60
Eosinophiles 7,5
Lymphocytes 27,5
Grands mononucléaires 4

20 juillet :

Globules rouges 3.326.000
Globules blancs 12.000

Pourcentage des globules blancs :

Polynucléaires 67
Eosinophiles 1
Lymphocytes 23
Grands mononucléaires 7

23 juillet :

Globules rouges 3.245.700
Globules blancs................... 13.950

Injection de 7 c.c. de sérum A.

26 juillet :

Globules rouges 3.348.000
Globules blancs 9.800

Pourcentage des globules blancs

Polynucléaires	70
Eosinophiles	5
Lymphocytes	20
Grands mononucléaires	5

28 juillet :

Globules rouges	3.205.000
Globules blancs	

Pourcentage des globules blancs

Polynucléaires	66
Eosinophiles	2
Lymphocytes	28
Grands mononucléaires	4

30 juillet :

Globules rouges	3.110.000
Globules blancs	6.200

Résumé. — Il y a peu de chose à retenir, à notre point de vue particulier, de cette observation complexe. Le diagnostic posé au début du séjour du malade était cancer de l'estomac. En présence de l'amélioration surprenante du malade on est en droit de se demander s'il s'agit réellement d'un néoplasme amélioré par les rayons X comme les Américains en ont publié plusieurs cas récents, ou d'une périgastrite ayant simulé un néoplasme de par la tumeur et de par les signes fonctionnels.

D'autre part, l'augmentation des globules rouges à la suite d'injections de sérum hémolytique a été peu marquée, et le nombre des globules rouges avait déjà augmenté spontanément avant ces injections de sérum.

Retenons seulement que dans ce cas comme dans l'observation I chaque injection de sérum hémolytique a provoqué une légère éosinophilie.

Observation III (résumée)

Anémie saturnine.

Antoine G..., cinquante-huit ans, entre dans le service du professeur Courmont le 8 juillet 1903.

Il n'y a rien d'intéressant à relever dans ses antécédents héréditaires. Lui-même est marié, il a eu seize enfants, presque tous morts en bas âge, trois seulement sont encore vivants.

Jusqu'à l'âge de cinquante et un ans il était mineur ou garçon de peine. A ce moment il changea de métier et devint peintre-plâtrier.

Il y a sept mois il eut deux coliques de plomb, assez légères. Depuis trois mois il accuse des douleurs abdominales chroniques, s'accompagnant de constipation opiniâtre et quelquefois de vomissements.

Il y a six mois il commença à ressentir de la faiblesse dans les avant-bras. Cette faiblesse a peu à peu augmenté et le malade présente actuellement une paralysie saturnine bilatérale des deux avant-bras avec une légère atrophie des muscles des éminences thénar et hypothénar.

Actuellement c'est un homme d'aspect encore vigoureux, mais d'un teint pâle, jaune terreux : les lèvres sont peu colorées.

Il n'y a rien à noter à l'examen du thorax, sauf un degré assez marqué d'emphysème pulmonaire. rien non plus à l'examen de l'abdomen.

Les urines sont claires et sans albumine.

Malgré des séances journalières d'électrisation faradique, la paralysie du malade ne s'améliora que très lentement. A la fin de septembre, lorsque le malade revint d'un séjour d'un mois à Longchêne, elle persistait encore.

On fit au malade trois injections de sérum hémolytique, une injection de sérum A (7 c.c.). le 18 juillet 1903, une seconde injection de sérum A (8 c.c.), le 23 juillet, et une injection de sérum B (9 c.c.), le 29 juillet. Les deux premières injections ont déterminé une douleur locale qui a persisté un ou deux jours. La troisième a occasionné une douleur vive, de l'empâtement de la région de la fesse où avait été pratiquée l'injection et des phénomènes généraux (insomnie, malaise général, anorexie).

Voici maintenant les examens du sang de ce malade :

10 juillet :

 Globules rouges 3.007.000
 Globules blancs 12.000
 Valeur globulaire 0.66

   Pourcentage (éosine-hématéine).

 Polynucléaires 66
 Eosinophiles 0
 Grands mononucléaires 5
 Lymphocytes 29

12 juillet :

 Globules rouges 3.224.000
 Globules blancs 9.100

17 juillet :

 Globules rouges 3.025.000
 Globules blancs 8.000
 Hémoglobine 6

   Pourcentage des globules blancs

 Polynucléaires 68
 Eosinophiles 2
 Lymphocytes 26
 Grands mononucléaires 4

18 juillet :
 Injection de 7 c.c. sérum A (chèvre rousse immunisée).

21 juillet. — Réaction générale peu marquée mais à la fesse droite, à l'endroit injecté, douleur assez vive à la pression sans toutefois qu'il y ait ni rougeur ni œdème.

Globules rouges	3.627.000
Globules blancs	6.700
Hémoglobine	6,50

Pourcentage des globules blancs

Polynucléaires	60
Eosinophiles	6
Grands mononucléaires	4
Lymphocytes	30

23 juillet :

Injection de 8 à 9 c.c. de sérum A (chèvre rousse immunisée).

25 juillet. — Pas de réaction générale mais douleur locale pendant deux jours.

Globules rouges	3.732.400
Globules blancs	8.200
Hémoglobine	6,50

Pourcentage des globules blancs

Polynucléaires	71
Eosinophiles	4
Grands mononucléaires	5
Lymphocytes	20

28 juillet :

Globules rouges	3.534.000
Globules blancs	6.200
Polynucléaires	57

Pourcentage des globules blancs

Eosinophiles	4
Grands mononucléaires	5
Lymphocytes	34

29 juillet :

Injection 9 c.c. sérum B (chèvre noire immunisée).

31 juillet. — La réaction générale a été très vive, le malade se sentait sans force et sans appétit, avec un malaise général qui l'a forcé à garder le lit ces deux jours. Au niveau de l'injection empâtement douloureux assez étendu.

Globules rouges	4.216.000
Globules blancs	13.600
Hémoglobine	6,50

Pourcentage des globules blancs

Polynucléaires	68,25
Eosinophiles	8
Grands mononucléaires	5,25
Lymphocytes	18,50

25 août :

Globules rouges	3.844.000
Globules blancs	9.300
Hémoglobine	7,5

Pourcentage des globules blancs

Polynucléaires	67
Eosinophiles	3
Grands mononucléaires	10
Lymphocytes	20

31 août :

Globules rouges	3.627.000
Valeur globulaire (cellule de Hayem)	0,67

*

Cette observation nous paraît démonstrative. Chez un malade dont l'anémie restait stationnaire, les injections de sérum hémolytique ont provoqué une augmentation très nette des globules rouges, et aussi de l'éosinophilie.

A remarquer que la seconde injection de sérum A paraît avoir été peu active. Elle n'a déterminé ni réaction locale, ni éosinophilie, ni augmentation nette du nombre des globules rouges, comme si l'organisme était vacciné contre ce sérum (ce qui concorde très bien avec les observations de Cantacuzène sur le lapin).

En injectant du sérum B. provenant d'une autre chèvre, on a obtenu au contraire une augmentation des globules rouges et des éosinophiles très nette.

Observation IV (résumée)

Leucémie.

Pierre B..., quarante-neuf ans, domestique, entre à l'Hôtel-Dieu, salle Sainte-Jeanne, le 29 juillet 1903.

Il n'y a rien d'intéressant à relever dans ses antécédents familiaux, personnellement c'est un alcoolique et un syphilitique : il a contracté, il y a six ans, un chancre dont la cicatrice est encore visible à la face inférieure du gland. A part cette syphilis sa santé générale était toujours restée excellente.

Au mois d'avril 1903 il s'aperçut en s'habillant d'une tumeur volumineuse sous les fausses côtes gauches. Depuis cette date ses forces ont commencé à décliner, il a pâli, il est devenu sujet aux maux de tête et aux vertiges.

Enfin il y a un mois est apparu de l'œdème des jambes

A aucun moment il n'a eu d'hémorragies.

A l'entrée. — Le malade a un œdème des deux jambes remontant jusqu'à la racine des cuisses ; il est de teint pâle, un peu jaune, les muqueuses décolorées.

A l'examen les poumons paraissent sain, le cœur n'est pas hypertrophié : à la pointe on entend un souffle systolique, doux, léger et qui ne se propage pas dans l'aisselle.

A l'examen de l'abdomen on trouve une rate énorme qui descend jusqu'à la hauteur de l'ombilic et présente un bord dur et tranchant.

Elle est à peu près indolore à la palpation, de consistance

très dure, comme cartilagineuse. Elle mesure 16 à 17 centimètres dans son plus grand axe.

Le foie est gros : il dépasse largement les fausses côtes et
atteint presque l'ombilic.

Comme ganglions on trouve dans les deux aines quelques
petits ganglions durs et mobiles et dans l'aisselle gauche une
petite masse grosse comme une noisette.

Les urines sont chargées, riches en urates mais sans albumine.

Le malade pèse 62 kilogs 700 (61 le 16 septembre).

Du 29 juillet au 28 août, c'est-à-dire pendant le premier mois
de son séjour à l'hôpital, le malade a à plusieurs reprises quelques poussées fébriles.

L'œdème des jambes signalé à l'entrée diminue et finit par
disparaître à peu près complétement : le malade garde seulement un peu d'œdème malléolaire le soir.

Le 29 août on lui injecte 5 c.c. de sérum B (sérum chèvre
noire préparé). Les jours suivants on constate un malaise
général assez marqué, le malade ne dort pas, il n'a pas
d'appétit. Au niveau de l'injection, on note un œdème inflammatoire assez étendu, rouge et douloureux à la pression. Pas d'albuminurie.

Le 9 septembre, seconde injection de sérum B. On en
injecte 3 c.c. seulement.

Cette fois l'injection ne donne lieu ni à une réaction
locale bien nette, ni à des phénomènes généraux.

Voici maintenant les résultats des examens du sang du
malade.

30 juillet :

Sang peu coagulable.

    Globules rouges 2.852.000
    Globules blancs 252.650
    Hémoglobine 6

Le pourcentage des différentes variétés de globules blancs
donne sur des préparations colorées à l'éosine-hématéine :

Polynucléaires neutrophiles	35
Polynucléaires éosinophiles	6
Myélocytes éosinophiles	5,5
Grands mononucléaires et myélocy- tes neutrophiles	54,5
Lymphocytes	4

Pendant le temps mis à compter deux cents leucocytes, on
voit deux globules rouges à noyau. Sur des préparations colorées au triacide d'Ehrlich on se rend compte que les grands
mononucléaires sont très rares, les myélocytes neutrophiles au
contraire très nombreux .

28 août . — Sang toujours très peu coagulable.

Globules rouges	2.232.000
Globules blancs	229.400

Pourcentage des globules blancs

Polynucléaires neutrophiles	30,5
Polynucléaires éosinophiles	9
Myélocytes éosinophiles	8
Grands mononucléaires et myélo- cytes neutrophiles	48,5
Lymphocytes	4

On trouve 2 globules rouges à noyau.

29 août :

Globules rouges	2.170.000
Globules blancs	263.000
Hémoglobine	55

Injection 5 c.c. sérum B le 29 août (matin)

1er septembre :

Globules rouges	2.480.000
Globules blancs	266.000

Pourcentage des globules blancs

	Ehrlich	Hématéine-éosine
Polynucléaires neutrophiles . . .	18	16
Polynucléaires éosinophiles . . .	7	5
Myélocytes éosinophiles	12	12
Myélocytes neutrophiles	37 }	
Grands mononucléaires	6 }	11
Lymphocytes.	1	3
Globules rouges à noyau.	1	3

3 septembre :

Globules rouges 2.861.000

Globules blancs 233.000

Pourcentage des globules blancs

Polynucléaires neutrophiles 18

Polynucléaires éosinophiles 3

Myélocytes éosinophiles 15

Grands mononucléaires et myélo-

cytes neutrophiles 42

Lymphocytes 2

2 globules rouges à noyau.

8 septembre :

Globules rouges 2.852.000

Globules blancs 217.000

Hémoglobine 5,5

Le sang est nettement plus coagulable qu'au 28 août.

9 septembre :

Injection de 3 c.c. sérum B.

12 septembre :

Globules rouges 3.186.800

Globules blancs 235.600

14 septembre :

Globules rouges 3.131.000

Globules blancs 263.500

Hémoglobine 6

17 septembre :

 Globules rouges 3.465.000
 Globules blancs 248.000
 Hémoglobine .... 6 ½

Pourcentage des globules blancs

 Polynucléaires neutrophiles 40
 Polynucléaires éosinophiles 4
 Myélocytes éosinophiles 11
 Grands mononucléaires et myélo-
  cytes neutrophiles 46
 Lymphocytes 2

30 septembre :

 Globules rouges 3.075.200
 Globules blancs 210.800

19 octobre :

 Globules rouges 2.976.000
 Globules blancs 279.000
 Hémoglobine 6

30 octobre :

 Globules rouges 3.007.000
 Globules blancs 285.200

Pourcentage des globules blancs (Ehrlich).

 Polynucléaires neutrophiles 28
 Polynucléaires éosinophiles 6
 Myélocytes éosinophiles 15
 Myélocytes neutrophiles 44
 Grands mononucléaires 3
 Lymphocytes 4

Quelques globules rouges à noyau.

Dans cette observation, l'augmentation des globules rouges sous l'influence des injections de sérum est très nette,

d'autant plus à remarquer que les globules rouges avaient diminué dans le mois qui a précédé les injections et qu'ils ont diminué à nouveau quelque peu après la dernière injection.

Cette augmentation des globules rouges s'est accompagnée d'une légère amélioration de l'état général. Le malade se sentait plus de forces et il était moins pâle.

Ni le volume de la rate, ni le nombre des globules blancs, ni leur pourcentage, n'ont sensiblement varié. L'état leucémique du malade ne paraît avoir été modifié en rien par ces injections de sérum hémolytique. Seuls, les globules rouges ont réagi à ces injections.

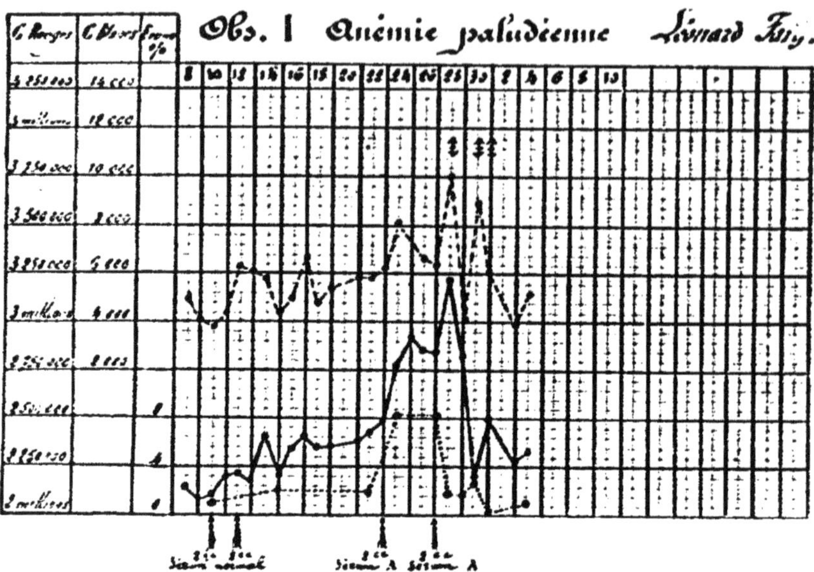

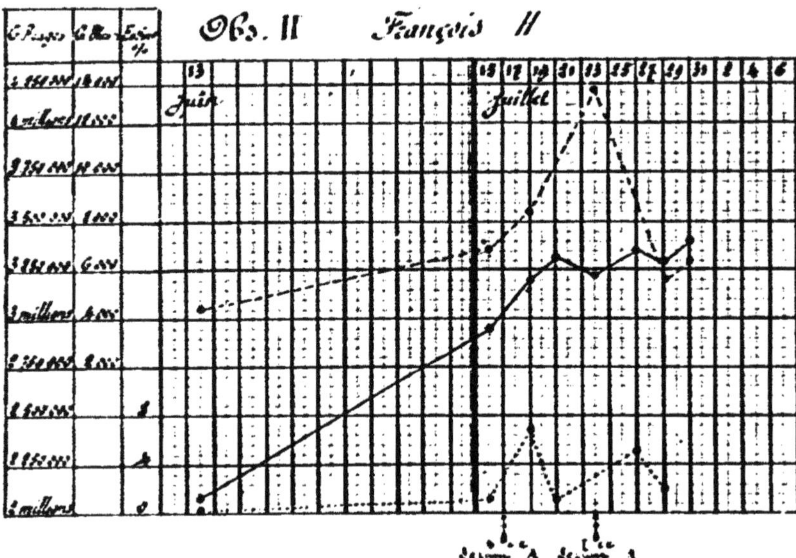

Trait continu, globules rouges; trait interrompu, globules blancs; pointillé, éosinophiles.

Obs. III   Anémie saturnine   Cathrine G.

Sérum A   Sérum A   Sérum B

Obs. III   Leucémie   Pierre Bonn.

Juillet   Août   Septembre   Octobre

Sérum B   Sérum B

Trait continu, globules rouges; trait interrompu, globules blancs; pointillé, éosinophiles.

CHAPITRE V

Résumé et Conclusions.

RÉSUMÉ

Après avoir rapporté les observations de Bielonovsky et les nôtres il convient de se demander quelles conclusions on peut en tirer, soit au point de vue purement hématologique, soit au point de vue thérapeutique.

A. — Au point de vue purement hématologique.

Ces observations confirment les affirmations de Metchnikoff et Besredka. Faisons néanmoins en quelques mots la critique des observations de Bielonovsky et des nôtres. Toutes ne sont pas probantes. Dans beaucoup d'entre elles, l'examen du sang n'avait pas été pratiqué avant la première injection de sérum hémolytique (1), ou n'avait été pratiqué qu'une seule fois, ce qui paraît insuffisant (2).

(1) Obs. III, IV, VI et VII de Bielonovsky.
(2) Obs. I, II, V, VIII, de Bielonovsky, obs. II de notre thèse.

Certaines observations appellent d'autres réserves. Lorsque l'augmentation des hématies n'a pas suivi immédiatement l'injection de sérum, mais a été lentement progressive, il est peut-être aussi légitime d'attribuer l'augmentation des globules à l'amélioration spontanée de l'état général qu'à l'injection de sérum hémolytique (1). C'est cette cause d'erreur surtout que nous avons cherché à éviter, en prenant pour sujet des anémies graves et en faisant avec soin des numérations avant toute injection de sérum.

Dans nos observations I et III, les globules rouges ont augmenté brusquement après l'injection de sérum et cela chez des malades dont l'anémie était stationnaire. Dans l'observation IV, l'augmentation des hématies dans une affection (leucémie) de pronostic fatal, et chez un malade qui s'anémiait auparavant nous semble pleinement démonstrative (2).

Aussi, malgré toutes les réserves que les constatations précédentes nous imposent, nous pensons que des observations comme les cas I, IV et VIII de Bielonovsky et comme les cas I, III et IV de notre thèse nous permettent d'affirmer que *les injections de sérum hémolytique ont pour résul-*

(1) Cf. obs. II de Bielonovsky où l'augmentation des globules a été lentement progressive, et les obs. III, V et VII de Bielonovsky qui portent sur des convalescents.

(2) On remarquera que dans nos observations III et IV l'augmentation du nombre des globules due au sérum cesse après un certain temps. Dans la plupart des cas de Bielonovsky elle continue à se montrer progressive. Cela tient à la différence des malades observés. Pour ceux de Bielonovsky, la plupart des convalescents, rien d'étonnant à ce que les hématies continuent à croître de nombre ; mais chez nos malades la cause de l'anémie (paludisme, cancer, saturnisme, leucémie) persistant, les globules rouges tendaient à diminuer sous l'influence de cette cause, une fois passée l'action du sérum hémolytique.

*lal d'accroître la quantité de globules rouges et d'hémoglo-
bine du sang.*

Enfin, nos observations personnelles montrent un fait
qui n'avait jamais été signalé avant nous, c'est que les
injections déterminent de l'*éosinophilie*. Cette dernière doit
être rapprochée de la pseudo-éosinophilie constatée par
Cantacuzène chez le lapin et, comme elle, elle doit être con-
sidérée probablement comme l'expression d'une réaction
favorable de l'organisme.

Cette éosinophilie et l'augmentation des globules rouges
font défaut après les injections de sérum de chèvre normale non immunisée (1). Ce fait montre bien que c'est aux
propriétés hémolytiques du sérum préparé que sont dues les
modifications hémoleucocytaires précitées.

B. — Au point de vue thérapeutique.

L'action du sérum hémolytique, l'effet des injections de
ce sérum sur la composition du sang de l'homme anémique
nous paraît donc établie. Nous devons nous demander quel
sera *l'avenir thérapeutique de ce sérum en médecine clinique.*

Nous le croyons, à vrai dire, assez limité.

Les injections de sérum hémolytique constituent un
moyen thérapeutique assez compliqué à mettre en œuvre.
D'autre part, elles sont douloureuses. Plusieurs fois il nous
est arrivé de voir un malade refuser de se laisser faire une
seconde injection de sérum et nous avons perdu ainsi deux
observations, simplement commencées et que nous n'avons
pas relatées ici.

(1) Obs. VIII, IX. Bielonovsky. Obs. I, personnelle.

a) Dans les anémies légères, l'augmentation des globules rouges sous l'influence du sérum n'est pas beaucoup plus marquée qu'elle ne l'est par la médication martiale.

En effet, dans un cas de chlorose, Bielonovsky a pu faire monter le chiffre des hématies de 3.100.000 à 6.000.000, et l'hémoglobine de 10 p. 100 à 65 p. 100 en deux mois.

Mais nous voyons partout citées des améliorations semblables des chlorotiques par le fer. Dans le livre de Hayem nous voyons une chlorotique (obs. V.), qui avait 1.985.000 hématies. Deux mois plus tard, sous l'influence de la médication martiale, elle a 1.137.000 globules rouges. La valeur globulaire est passée de 0,59 à 0,83.

Dans une observation de Nothnagel, une chlorotique passe, en un mois, de 2.919.000 globules à 1.578.000 globules rouges.

b) C'est donc seulement dans les cas d'anémie grave et rebelle aux procédés thérapeutiques ordinaires que l'on essayera le sérum hémolytique. Il pourra peut-être alors donner quelque amélioration, comme le montre notre observation IV (leucémie).

En somme les injections de sérum hémolytique ne nous paraissent pas appelées à un grand avenir clinique. Elles sont toutefois à recommander lorsque tout autre moyen thérapeutique a échoué.

CONCLUSIONS

1° Les injections de sérum hémolytique provoquent chez l'homme une réaction locale plus ou moins vive (douleur, tuméfaction), et assez souvent un malaise général (anorexie, nausées, même vomissements).

2° Ces injections sont suivies d'une éosinophilie constante, mais passagère.

3° Elles déterminent, chez les malades anémiques, une augmentation du nombre des globules rouges et du taux de l'hémoglobine. Cette augmentation débute brusquement après l'injection, persiste quelque temps et a tendance à rétrocéder si l'affection causale de l'anémie persiste.

4° Le procédé mérite d'être essayé, en thérapeutique, dans les cas d'anémies graves, rebelles aux médications ordinaires.

BIBLIOGRAPHIE (1)

ARRHENIUS ET MADSEN. — Anvendung der physikalischen Chemie auf das Studium der Toxine on Antitoxine, *Zeit für physikal Chemie*, XLIV, 762 ; 1903.

ASCOLI. — Isoagglutinin und Isolysin menschlicher Sera, *Munch. Med. Woch.*, 1901, 42.

BARD. — Diagnostic par l'hématolyse de la nature cancéreuse des pleurésies et péritonites hémorragiques. *C. R. Soc. Biol.*, 16 février 1901, p. 170.

BARD. — Du diagnostic par l'hématolyse de la nature cancéreuse des pleurésies et péritonites hémorragiques, *Presse méd.*, 1900, p. 15.

BARTHE. — Diagnose du sang humain par la réaction de Bordet-Uhlenhut, *Arch. gén. de méd.*, 6 octobre 1903.

BAUMGARTEN. — Mikrosk. Unters über Hämolyse in heteroz. Serum. *Deut. med. Woch.*, 1901, p. 1211.

BIFANTI ET CARBONE. — Produzione di sostance tossiche nel siero di animali inoculati con sangue eterogeneo. *Giornale della R. C. Ac. de Torino*, 1898, n° 8.

BIELONOVSKY. — De l'action des différentes doses du sérum hémolytique sur les éléments du sang, thèse de Saint-Pétersbourg, 1902.

BURRY. — Injections intrapéritonéales de sang et de sérum leucotoxique, *C. R. Soc. Biol.*, 1902, p. 160.

BIGARD ET BERNARD. — Sérum surrénotoxique, *C. R. Soc. Biol.*, 14 février 1901.

BESREDKA. — Les antihémolysines naturelles, *Ann. Inst. Past.*, 1901, p. 755.

(1) Cette bibliographie est pour une grande partie extraite des thèses de Montagard et Bielonovsky.

C. ANDRÉ.

BESREDKA. — La leucotoxine et son action sur le système leucocytaire, *Ann. Inst. Past.*, 1900, p. 590.

BORDET. — Communication à la Soc. roy. des sc. méd. de Bruxelles, 1906, IV.

BORDET. — Les leucocytes et les propriétés actives des sérums chez les vaccinés, *Ann. Inst. Past.*, 1906, p. 462.

BORDET. — Sur l'agglutination et la dissolution des globules rouges par le sérum d'animaux injectés de sang défibriné, *Ann. Inst. Past.*, 1898, p. 688.

BORDET. — Les sérums hémolytiques, leurs antitoxines et les théories des sérums cytolytiques, *Ann. Inst. Past.*, 1900, p. 257.

BORDET. — Sur le mode d'action des sérums cytolytiques et sur l'unité de l'alexine dans un même sérum, *Ann. Inst. Past.*, 1901, p. 303.

BORDET. — Agglutination et dissolution des globules rouges par le sérum, *Ann. Inst. Past.*, 1899, p. 273.

BORDET. — Mode d'action des antitoxines sur les toxines, *Ann. Inst. Past.*, mars 1903.

BORDET. — Origine et mode d'action des substances actives des sérums. Rapport au congrès d'Hygiène de Bruxelles, 1903.

BORDET ET GENGON. — Coagulation du sang et sérums anticoagulants, *Ann. Inst. Past.*, 1901, p. 129.

BUCHNER. — Weit. Untersuch. über die Bacterien feindlich und globulicid Wirkung des Blutserum, *Arch. für Hygiene*, vol. XVII, 1893.

BUCHNER. — Die keimtötende, die globulicide Wirkung des Blutserum, *München med. Woch.*, 1893.

BUCHNER. — Natur Schutzeinricht des Organismus, *München med. Woch.*, 1899, n° 39.

BUCHNER. — Zur Lehre de natür. Immunität, *München. med. Woch.*, 1899, n° 43.

BUCHNER. — Zur Kentniss der Alexine, *München. med. Woch.*, 1900, n° 9.

BULLOCH. — Über die Bezieh. zwischen Hämolysin und Bacteriollysin, *Cent. für. Bakt.*, 1901, XXIX, p. 725.

CALMETTE. — Contribution à l'étude du venin des serpents, *Ann. Inst. Past.*, 1898, p. 275.

CAMUS ET PAGNEZ. — Variabilité de l'alexine dans les sérums pathologiques, *C. R. Soc. Biol.*, 6 juillet 1901.

CAMUS ET PAGNEZ. — Action globulicide de certaines urines et de quelques liquides de l'organisme, *C. R. Soc. Biol.*, 20 octobre 1900.

CAMUS ET PAGNIEZ — Influence de l'acidité et de l'alcalinité sur le
    pouvoir globulicide des urines. *C. R. Soc. Biol.*, 17 no
    vembre 1900

CAMUS ET GLEY — Recherches sur l'action physiol. du sérum d'an
    guilles, *Arch. de Pharmacodynamie*, 1898, t. III-IV.

CASTAIGNE ET RATHERY — Sérum néphrotoxique. *Presse médicale*,
    13 août 1902

CASTELLANI — Ueb. das Verhaeltniss. der Agglut. zu den Schutz
    korpern. *Zeit f. Hyg.*, 1901, p. 351, vol. 37.

CANTACUZÈNE. — Variations quantitatives et qualitatives des globu
    les rouges, par les injections de sérum hémolytique.
    Ann. Inst. Past., 1900, p. 378

CHANEL — Recherches sur la résistance des hématies, thèse doct.
    Lyon, 1880

CHATANAY. — Réactions leucocytaires vis-à-vis de certaines toxines
    végétales et animales, thèse de Paris, 1894

CHIARRUTINI — *Riforma medica*, 1891.

CHIROKICH. — Nouveau procédé de médecine légale pour recon
    naitre le sang humain (en russe). *Wratch.*, 1901, p. 96

CHIPEROVITCH — Le sang et l'anémie aiguë due aux saignées pé
    riodiques (en russe), thèse de Saint-Pétersbourg, 1892

DAREMBERG — Action destructive du sang sur les globules rouges.
    Arch. méd. exp., 1891

DELEZENNE — Action du suc pancréatique et du suc intestinal sur
    les globules rouges. *C. R. Soc. Biol.*, 1903, p. 171.

DELEZENNE. — Contribution à l'étude des sérums antileucocytaires.
    C. R. Ac. des Sc., 1900, p. 11

DELEZENNE. — Sérums névrotoxiques. *Ann. Inst. Past.*, 1900, p. 736

DELEZENNE — Sérum antihépatique. *Sem. méd.*, 1900, p. 35

DEUTSCH. — Zur Frage der Agglutininbildung. *Centr. für Bakt.*,
    1900, v. 27, p. 45

DEUTSCH — Die forensische Serum diagnose des Blutes. *Centr. für
    Bakt.*, 1901, vol. 29, p. 661.

DIEUDONNÉ. — Beitrage zum biolog. Nachweiss von Menschenblüt.,
    Münchn. med. Woch., 1901, p. 11

DÖMENY. — *Wien. Klin. Woch.*, 1902, p. 1025

DONATH. — Zur Kentniss der agglutinirenden Sub. *Wiener Klin.
    Woch.*, 1900, n° 22.

DÜNGERN (von). — Globulicide Wirkung. des thier. Organismus. *Mün-
    chn. med. Woch.*, 1899, p. 608.

DÜNGERN (von). — Beitrage zur Immunitätslehre, *Münchn. med.
    Woch.*, 1900, p. 962.

DÜNGERN (von). — Specif. Immunserum gegen Epithel. *Münchn.
    med. Woch.*, 1899, n° 38.

EHRLICH — Exper. untersuchungen uber Immunitat uber Abrin und Ricin. *Deut. med. Woch.* 1891. n° 32, 44

EHRLICH — Zur Kenntniss der Antitoxinwirkung, *Fortschritte der Medic.*, 1897, n° 2.

EHRLICH ET MORGENROTH — Zur theorie der Lysinwirkung, *Berlin Klinisch. Woch.*, 1899, n° 1.

EHRLICH ET MORGENROTH — Ueber Hemolysine, *Berlin. Klin. Woch.*, 1899, n° 22 ; 1900, n° 21 et 31 ; 1901, n°° 10, 21 et 22.

EISENBERG — Ueber Isoagglut. und Isolysin in mensch. Serum, *Wiener Klin. Woch.*, 1901, n° 42.

EDWIN SWIFT — A study of an hémolytic complement found in the serum. Analyse in *Centralblatt für Backt.*, 1903, p. 208, 212. Original in *University of Pensylvania medical Bulletin*, décembre 1902.

FLACK — Das antileucocyt. Serum, *Centr. für Bakt.*, 1900, vol. 27, p. 670.

FULOISE — Sérums précipitants, *Ann. Inst. Past.*, 1902.

GROUSSNER — Sur la réaction biologique du sang, *Revue médicale russe*, 1901, n° 12.

GENGOU — Contribution à l'étude de l'origine de l'alexine des sérums normaux, *Ann. Inst. Past.*, 1901, p. 68.

GENGOU — Cytase hémolytique, *Ann. Inst. Past.*, XV, p. 68.

GENGOU — Sérum coagulant des albuminoïdes, *Ann. Inst. Past.*, 1902.

GLADIN — Sur la question du sérum leucolytique (en russe), *C. R. Acad. Imp. de Médecine russe*, 1901, n° 5.

GOUSSEFF — Détermination des alexines des gens sains ou malades (en russe), *Wratch.*, 1902, n° 7.

HALEN — Agglutinations Versuche mit mütterl. und kindlich. Blute, *Wien. med. Woch.*, 1900, p. 24

HAMBURGER — *Centralblatt für Physiologie*, 1893

HÉDON — Sur l'hémolyse par les glucosides globulicides, *Arch. de Pharmacodynamie*, 1901, p. 381.

HÉRICOURT ET RICHET — Action locale du sérum d'anguilles, *C. R. Soc. Bio'og.*, 1897, p. 74.

HOFFMANN — Ueber das Aufbreten der Agglutinin. nach kubaner Infection, *Hygien. Rundschau*, 1903, p. 114.

HUTINEL — Les sécrétions cellulaires, *Presse médicale*, 13 novembre 1901.

JACOBY — Zur Frage der specifischen Wirchung der intracellulaeren Fermente, *Beitrage zur chemische Phys. und Path.*, 1903, p. 446.

JABOTINSKY — Changements morphologiques du sang dans les cas de leucopénie, thèse de Saint-Pétersbourg.

KAYSER. — Ueber Bacterienhæmolysine, in besonderen das Cohlysine, *Zeit. für Hygiene*, 1903, p. 42 et 118.

KOSSEL. — Zur Kentniss der Antitoxinwirkung, *Fortschritte der Medizin*, 1897, n° 2.

KOSSEL. — Zur Kentniss der Antitoxinwirkung, *Berl. klin. Woch.*, 1898, n° 8.

KORSCHUN ET MORGENROTH. — *Berlin Klin. Woch.*, 1902, n° 37.

KRAUS. — Ueber das Vorkommen der Immunhæmoagglutinine und Immunhæmolysine in der Milch, *Wien. klin. Woch.*, 1901, p. 30.

KROMPECHER. — Erythrocytenkerne lösende Serum, *Centralblatt für Bakt.*, 1900, p. 588.

KOLOKOLOFF. — Changements morphologiques du sang, thèse de Saint-Pétersbourg, 1893.

KYES ET SACHS. — Zur Kentniss der Cobragift.., *Berl. klin. Woch.*, 1903, n° 2.

LACHE. — Die Anämie, Christiania, 1883.

LANDAU. — Etudes sur l'hémolyse, *Ann. Inst. Past.*, 1900, p. 52.

LANDOIS. — *Die Transfusion des Blutes*, Leipzig, 1875.

LANDOWSKY. — Microscopische Untersuchungen einiger Lebensvorgänge des Blutes, *Wirchow's Archiv*, 1884, V. XCVI, p. 60 et XCVII, p. 177.

LANDSTEINER. — Zur Kentniss der specif. auf die Blutkorper wirk. Serum, *Centralblatt. für Bakt.*, 1899, p. 546.

LANG. — Ueber die Erhöghung der osmotischen Resistenz der rothen Blutkorp., beim einigen pathol. Zuständen, *Mittheil. der militar. med. Akademie*, 1902, p. 462.

LANG. — Die Resistenz d. roth. Blutkorp. gegen hypoisot. NaCl lösungen bei Magenkrebs, *Zeit. für klin. Med.*, 1901, p. 153.

LASCHTSCHENKO. — Ueber Extraction von Alexinen aus Kaninchen leucocyten mit dem Blutserum anderer Tiere, *Münchn. med. Woch.*, 1899, n° 15.

LAVADITI. — Hémolysines cellulaires, *Ann. Inst. Past.*, 1903.

LINDEMANN. — Ueber das Wasen der toxische Nephritis, *Centralblatt. für allgem. Pathol.*, 1900, p. 368.

LINDEMANN. — Action de certains poisons rénaux, *Ann. Inst. Past.*, 1900.

LINOSSIER ET LEMOINE. — *C. R. Soc. Biol.*, 1902, p. 276.

LO MONACO ET PANISI. — Sul fenom. dell'agglutinazione, *C. R. Acad. Lincei*, 16 décembre 1900.

LONDON. — Etude des spermolysines, *Arch. Sciences Biol. russes*, tome IX.

LONDON. — Etude sur l'hémolyse, thèse Saint-Pétersbourg, 1900.

LECATILLO ET MALON. — Siero leucolitico antileucemico, *Gazzetta degli Ospedali*, 25 janvier 1903.

MALKOFF. — Beitrage zur Frage der Agglutin. der rothen Blutkörp., *Deut. med. Woch.*, 1900, n° 14.

MALVOZ. — Agglutination par les substances chimiques, *Ann. Inst. Past.*, 1897.

MARSHALL. — Ueber Anticomplemente und Antiamboceptoren normaler Sera und pathologischer Exsudate, *Zeit. für klin. Med.*, 1902, vol. 47, p. 279.

MELTZER. — Ueber den Einfluss der Peritonealhöhle auf das hæmol. Vermögen des fremden Serum, *Cent. für Bakt.*, 1901, p. 278, vol. 30.

METALNIKOFF. — Études sur la spermotoxine, *Ann. Inst. Past.*, 1900, p. 577.

METALNIKOFF. — Ueber hamolitisches Serum, *Central. für Bakt.*, 1901, vol. 29, p. 531.

METALNIKOFF. — Ueber hemolyt. Serum durch. Blutfütterung, *Cent. für Bakt.*, 1901, vol. 29, p. 531.

METALNIKOFF. — Sur les sérums hémolytiques, *Société des naturalistes de l'Université de Saint-Pétersbourg* (en russe).

METCHNIKOFF. — L'immunité dans les maladies infectieuses, Paris, 1901.

METCHNIKOFF. — Résorption des cellules, *Ann. Inst. Past.*, 1899, p. 757.

METCHNIKOFF. — Sur les cytotoxines, *Ann. Inst. Past.*, 1900, p. 369.

METCHNIKOFF ET BESREDKA. — Recherches sur l'action de l'hémotoxine sur l'homme, *Ann. Inst. Past.*, 1900, p. 402.

MICHAELIS. — *Soc. méd. interne de Berlin*, nov. 1900.

MILIAN. — Hémolyse dans les épanchements hémorragiques, *C. R. Soc. Biol.*, 1901, p. 807.

MONTGARD. — L'Hémolyse en dehors des cultures microbiennes, thèse de Lyon, 1903.

MORGENROTH. — Ueber die Bildung hæmolytischer Amboceptoren, *Münch. med. Woch.*, 1903, n° 2.

MORO. — Biolog. Beziehung. Zwischer Milch und Serum, *Wien. klin. Woch.*, 1901, p. 44.

MOSSO. — Die gift. Wirk. des Serum der Mureniden, *Arch. f. exp. Pat.*, 1888, Bd. 25.

MOXTER. — Ueb. eines specif. Immunserum gegen Spermatozoen. *Deut. med. Woch.*, 1900, 4.

MÜLLER. — Ueber Antihæmolysine. *Centr. für Bakt.*, vol. 29, p. 175 et 513.

MÜLLER. — Ueber antihæmolysine normaler Sera, *Centr. für Bakt.*, vol. 29, p. 860.

NEFEDIEFF. — Sérum néphrotoxique, *Ann. Inst. Past.*, 1901, p. 17.

NEDRIGAILOFF. — La sérotoxine et ses applications. *Wratch.*, 1901, n° 12 (en russe).

NEISSER. — Ueber die Vielheit der im normalet serum vorkommenden Antikörper, *Deut. med. Woch.*, n° 47

NEISSER ET DOERING. — Zur Kent. der hæmolyt. Eigenschaft. der mensch. Serums. *Berlin. med. Woch.*, 1901, 22.

NOGUCHI. — The antihæmolytic action of the blood sera. *Bull. de l'Université de Pensylvanie*, XV, p. 317-320.

NOLF. — Contribution à l'étude des sérums antihématiques. *Ann. Inst. Past.*, 1900, p. 297.

NOLF. — Le mécanisme de la globulolyse. *Ann. Inst. Past.*, 1900, p. 635.

PAGNEZ. — Action exercée sur les globules rouges par quelques liquides normaux et pathologiques de l'organisme, thèse de Paris, 1902.

PONFICK ET BAMBERG. — Exp. Beiträge zur Lehre von des Transf. des Blutes, *Wirch. Arch.*, 1875, 64.

POPOFF. — Anatomie pathologique du sang dans les cas d'hémoglobinhémie, thèse de Saint-Pétersbourg, 1892.

QUINTON. — Globule rouge nuclée et osmose de l'urée en solution, *C. R. Acad. Sciences*, février 1901, p. 347 et 432.

REMY. — Contribution à l'étude des substances actives des sérums normaux sur la pluralité des alexines, *Ann. Inst. Past.*, 26 mai 1903, p. 643.

RIBIERRE. — L'hémolyse et la résistance globulaire dans l'ictère, thèse de Paris, 1903.

RICKETTS. — Leucotoxine et Infections, *Transact. of the Chicago pathological Society*, 8 décembre 1902.

ROKISKY. — Le sang dans l'anémie aiguë due à une saignée considérable, thèse de Saint-Pétersbourg, 1892.

RUFFER ET CRENDIROPOULO. — Nouvelle méthode de production des hémolysines, *C. R., Soc., Biol.*, 10 janvier 1903, p. 6 à 8.

SABRAZÈS ET FAUQUET. — Propriétés hématolytiques de la première urine du nouveau-né, *C. R. Soc. Biol.*, 30 mars 1901, p. 372.

SABRAZÈS ET FAUQUET. — Action de l'urine sur les hématies, *C. R. Soc. Biol.*, 9 mars 1901, p. 273.

SACHS. — Immunisierungsversuch mit Immunkörperbeladener Erythrocyten, *Centr. f. Bakt.*, 1901, vol. 30, p. 491.

SACHS. — Die Cytotoxine des Blutserums, *Biochem. Centralblatt*, 13 juillet 1903, p. 573.

SAWTCHENKO. — Le rôle des immunisines dans le phénomène de la phagocytose, *Arch. de Podwysousky*, 1901, vol. V (en russe).

SCHATTENFROH. — *Münch. med. Woch.*, 1898 et *Arch. für Hyg.*, 1899, vol. 35, p. 135.

SCHIBIYAMA. — Einige experimente über Hämolysine, *Centralblatt. für Bakt.*, 1901, vol. 30, p. 760.

SCHÜTZE. — Beitrage zur Kentniss der Zellösenden Sera, *Deut. med. Woch.*, 1900, n° 26.

SCHÜTZE ET SCHELLER. — Experimentelle Beiträge zur Kentniss der im normaler Serum vorkommenden globuliciden Substanzen. *Zeitsch. f. Hyg.*, 1901, vol. 36.

SCHLAREWITCH. — Méthode biologique de détermination de la résistance des globules rouges, *Gazette de Botkine*, 1901. n° 49 (en russe).

SCHÜTZE ET SCHELLER. — Ueber die Regeneration auf gebrauchter globulicider Substanzen im Inficirten Organismus, *Zeit für Hyg.*, 1901. vol. 36, p. 459.

SIERADSKI. — O hematoksynach. i innych pocr. im cialach, orazo znaczenia ich dla medycin, *Przeglad lexarsci*, 1901, n°° 25-29.

SIERA. — Ueber den Nachweiss mensch. Blutes durch ein Antiserum. *Deut. med. Woch.*, 1901. n° 9.

SWEET. — Voir Edwin Sweet.

SZCZAWINSKI. — Sérums cytotoxiques. thèse de Paris. 1902.

TARASSEVITCH. — Sur les cytases, *Ann. Inst. Past.*, 1902, p. 127.

TARASSEVITCH. — Contribution à l'étude des hémolysines (en russe). Odessa, 1902.

TARCHETTI. — Di un nuovo metodo per differenziare il sangue umane, *Gaz. degli Ospedali*, 1900, n° 46.

TCHISTOWITCH. — Etudes sur l'immunisation par le sérum d'anguille, *Ann. Inst. Past.*, 1899, p. 406.

TCHISTOWITCH. — Les changements de propriété du sang par injection du sérum d'autres animaux et la théorie d'Ehrlich, *Arch. de Podwyssowsky*, 1899, tome VIII, n° 1 (en russe).

TROMSDORFF. — Können von lebenden leucocyten Alexine secernirt werden ? *Arch. für Hyg.*, 1901. v. XL.

UHLENHUT. — Zur Kentniss der gift. Eigenschaft des Blutserums, *Zeits. für Hyg.*, 1897, vol. 26.

UHLENHUT. — Ueber die pratische Method zum Nachweiss von Menschen Blut und Thierblut, *Deut. med. Woch.*, 1900, n° 46.

UMBER. — Die Klinischpathologische Bedentung der Autolyse, *Berl. klin. Woch.*, 2 mars 1903.

VAQUEZ ET MARCANO. — Des modificat. des éléments figurés du sang dans l'hémoglobinurie. *Arch. méd. exp.*, 1896, p. 56.

VEYRASSAT. — Résistance des hématies dans l'anémie, thèse de Lyon. 1902 et *Lyon Médical*, 23 juin 1902.

WEHRMANN. -- Recherches sur les propriétés toxiques et antitoxiques du sang et de la bile des anguilles et des vipères. *Ann. Inst. Past.*, 1897, p. 810.

WEICHARDT. -- Etudes sur l'antispermotoxine. *Ann. Inst Past*, 1901. p. 11.

WEICHARDT. -- Ueber die Syncytiotoxine. *Hyg. Rundschau.* 1903. p. 491.

WIEWIOROWSKI. -- Modif. du sang pendant le traitement de la syphilis par le sérum. *Arch. russes de Pathologie.* 31 mars 1897.

WECHSBERG. -- *Wier, klin. Wochen.*, 1901.

WILDE. -- Ueber die Absorpt. der Alexine durch. abget. Bakt., *Berl. med. Woch*, 1901. p. 819.

ZIEMKE. -- Zur Unterscheid v. Menschen und Thierblut durch ein specif. Ser., *Deutch. med. Woch.*, 1901.

ZIEMSSEN. -- *Klinische Vortrage.* 1887.

C. ANDRÉ.

TABLE DES MATIÈRES

LYON

A. STORCK & Cⁱᵉ, IMPRIMEURS-ÉDITEURS

8, Rue de la Méditerranée, 8

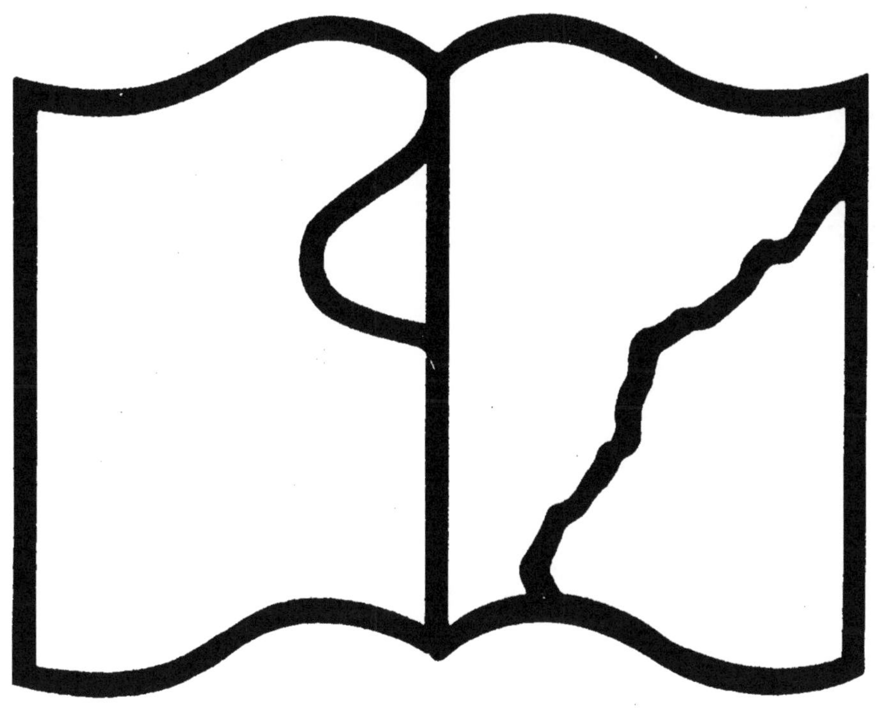

Texte détérioré — reliure défectueuse

NF Z 43-120-11

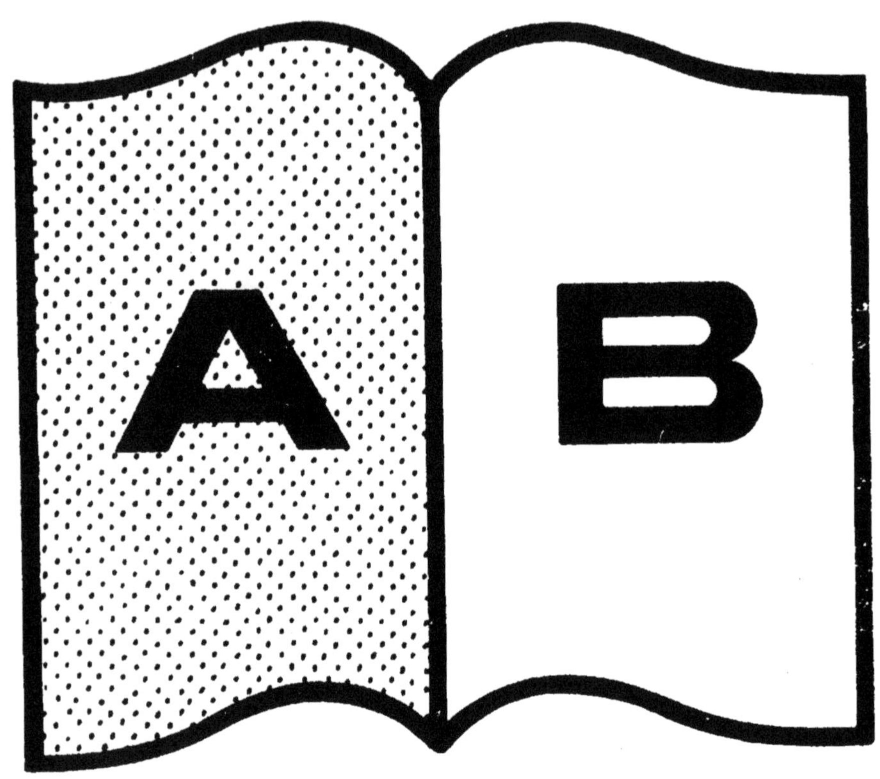

Contraste insuffisant

NF Z 43-120-14